Compendio de Equinoterapia

Carlos Manuel Jiménez Treviño

Compendio de Equinoterapia

Carlos Manuel Jiménez Treviño

Diseño de interiores y edición: Luis Eduardo García

Ilustraciones: Roberta Mercado Guerra y el autor.

Primera edición, octubre, 2020

IMPRESO Y HECHO EN Toluca, Estado de México.

Printed and made in Toluca, Estado de México.

Correo electrónico: cmjimene@hotmail.com

Índice

AGRADECIMIENTOS

A Rehabilitación Infantil Equinoterapéutica IAP., por la oportunidad de introducirme formalmente desde hace más de diez años, en los conocimientos básicos de equinoterapia, un mundo completamente desconocido hasta entonces. Reitero mi agradecimiento a todo el personal de esta institución, así como a su patronato y al siempre recordado MVZ Ignacio Garduño "Nachito".

A CENEURI (Centro de Neurofacilitación y Rehabilitación Integral) por existir.

A quienes participaron en este proyecto y que se llevara a feliz término con el único afán de acrecentar el conocimiento multidisciplinario entre ellos a Roberta Mercado Guerra por sus aportaciones a las ilustraciones, a Luis García por el proceso editorial, y a Virginia López de Cossi en el prólogo.

PRÓLOGO

Agradezco enormemente al Dr. Carlos Manuel Jiménez Treviño el haber dedicado su tiempo e investigación a esta nueva técnica de rehabilitación a través del caballo, "La Equinoterapia", un término que se abre al mundo como una nueva alternativa de rehabilitación la cual ya se venía documentando desde principios del siglo XX, siendo hasta mediados del mismo que se elaboran los primeros estudios científicos y que poco a poco a través de los años fue tomando fuerza, de tal forma que a principios del siglo XXI, logra posicionarse y es merecedora del crédito y la atención de investigadores de la talla del Dr. Jiménez, quien es ampliamente reconocido en el mundo de la rehabilitación. De igual forma le agradezco el Honor que me confiere al haber pensado en mi persona para escribir el prólogo de su libro "Compendio de Equinoterapia".

La equitación es una disciplina ecuestre, ya sea deportiva, recreativa o terapéutica, como lo es ahora la equinoterapia, la cual requiere de técnica y la utilización de tres principios básicos; El correcto asiento de montar, La conducción, y el empleo de las señales específicas de la equitación (ayudas de montar), además de llevar intrínseco el compromiso que todo jinete adquiere en el cuidado de su caballo generando así un estrecho vínculo entre ambos. Partiendo de estos principios básicos podremos desarrollar con éxito el aprendizaje de la equitación, cada uno de éstos principios tienen su particular importancia y se van construyendo uno a uno, así que podemos decir que, el correcto asiento de montar nos proporciona el equilibrio y la flexibilidad que nos permitirá acompañar armónicamente los movimientos del caballo en sus diferentes aires, formando el tan mencionado binomio jinete-caballo, fusionándose así los movimientos de dos seres independientes con una biomecánica diferente, esto es maravilloso!!!, si logramos desarrollar una correcta postura de montar, no solo ayudará al jinete a recibir múltiples beneficios físicos y psicológicos sino que a su vez el jinete proporcionará de igual forma estabilidad y equilibro a su caballo, y hablando de equinoterapia, diremos que la correcta postura de montar es fundamental para lograr todos nuestros objetivos terapéuticos.

La equinoterapia se divide en 3 áreas,

1) La hipoterapia, donde el enfoque es totalmente fisioterapéutico y busca específicamente el desarrollo neuromotor de nuestros pacientes, apoyándonos en la técnica de una monta gemela (*back riding*) logramos construir un correcto asiento de montar.

2) La monta terapéutica y *volting*, donde nuestros objetivos tendrán un enfoque psicológico y pedagógico, en este nivel sumamos a nuestro abordaje, La conducción, la cual nos permitirán desarrollar en nuestro paciente la habilidad para poder conducir y comandar al caballo, así como la utilización de Las señales específicas de la equitación (ayudas de montar), por medio de las cuales establecemos una comunicación análoga con el caballo que nos permiten llevarlo a realizar ejercicios y figuras de montar, logrando así la obediencia del mismo y generando en nuestros pacientes además del aprendizaje de la equitación beneficios a nivel psicológico, psicopedagógico, ampliando sus períodos de atención, mejorando su autoconfianza y autorregulación, entre otros.

3) La equitación como deporte para personas con discapacidad, está enfocada a pacientes que hayan logrado desarrollar habilidades ecuestres suficientes que les den la oportunidad de ser incluidas plenamente a la actividad deportiva.

Es así como la equitación nos proporciona una nueva disciplina ecuestre con un enfoque totalmente terapéutico, a través de la cual logramos rehabilitar y habilitar a personas con discapacidad; de tal manera que la equitación a través de la equinoterapia se convierte una alternativa más de rehabilitación donde los caballos nos brindan hoy su servicio como facilitadores terapéuticos, dándonos la oportunidad de aprovechar su calor, su ritmo y su marcha, los cuales constituyen los 3 principios terapéuticos en los que se basa.

La rehabilitación a través del caballo genera múltiples beneficios neuromotores, psicológicos, pedagógicos, sensoriales y sociales, por lo cual es considerada como una terapia integral e interdisciplinaria.

La práctica de la equinoterapia de manera ética y profesional, redundará en beneficio de nuestros pacientes, siempre y cuando se acompañe de un equipo multidisciplinario; Jinetes experimentados (equinoterapeutas), médicos, terapeutas, psicólogos, pedagogos, y todas aquellas especialidades que sean necesarias para generar abordajes terapéuticos éticos y profesionales.

En este libro el Dr. Jiménez, aborda la neurofacilitación a través de la equinoterapia como una herramienta más para lograr los diferentes objetivos terapéuticos, diseñados a partir de una evaluación profesional y acordes a las necesidades de cada paciente, este compendio de equinoterapia nos aporta una visión muy amplia de lo que es la equinoterapia desde sus antecedentes históricos, sus bases neurofisiológicas, los principios terapéuticos que nos proporciona el caballo, los diferentes tipos de asientos y sus beneficios, las indicaciones y contraindicaciones, así como la forma de llevar un abordaje totalmente profesional, partiendo de un procedimiento acompañado de una técnica específica, aplicable a la equinoterapia desde un enfoque neurofisioterapéutico, proporcionándonos así, una herramienta terapéutica más, disponible para todos aquellos profesionales que deseen llevar a cabo la práctica de esta disciplina.

En este siglo la equinoterapia se ofrece ya de manera muy profesional como una alternativa más de rehabilitación, abriendo un nuevo campo de trabajo para todos aquellos profesionales que se dedican a esta noble labor de rehabilitar, y que seguramente encontrarán en ella múltiples beneficios desde el enfoque que estén buscando, pero cabe mencionar que siempre debe de ser acompañada de un equipo multidisciplinario.

Durante 25 años, he dedicado gran parte de mi tiempo a convivir con este bello ser que es el caballo y de los cuales 13 de ellos me he desarrollado como terapeuta equina, esto me lleva a constatar y ser testigo de los enormes beneficios que la equinoterapia proporciona a personas con discapacidad mejorando su calidad de vida.

Agradezco al Dr. Jiménez, la enorme aportación y reconocimiento que a través de este libro hace a la

Equinoterapia, así como la oportunidad de compartir conmigo sus conocimientos y experiencia profesional, lo cual ha sido verdaderamente un privilegio para mí.

"La técnica debe de adaptarse al paciente, no el paciente a la técnica" – Dr. Carlos Manuel Jiménez Treviño

Reconozco a la vez la noble labor que como facilitador terapéutico hemos encomendado a nuestro compañero y amigo el Caballo.

"Te he conferido el poder de volar sin alas, así pues, ve, caballo y vive, aligera tus músculos y nunca olvides que eres del viento. Y viento debes ser en la carrera" – Anónimo

R. Virginia López de Cossi

INTRODUCCIÓN

En este compendio se establecen cuatro ejes sobre los cuales se describen conceptos básicos que facilitarán la comprensión de la equinoterapia desde sus fundamentos biomecánicos, biofísicos, anatómicos, así como sus aplicaciones clínicas. Los cuatro ejes son: el cuerpo humano, equinoterapia aplicada, niveles de maduración del sistema nervioso central aplicados a la equinoterapia e indicaciones y contraindicaciones.

El cuerpo humano, bajo la premisa de, conocer el movimiento y sus formas de interpretarlo y facilitarlo, involucra la descripción breve de las articulaciones y su clasificación, el tono muscular y sus alteraciones, así como su coordinación a través de las cadenas musculares y su integración biomecánica y biofísica.

La equinoterapia aplicada involucra conocer los tipos de asiento, los aires naturales y los beneficios proporcionados por el caballo con una aplicación orientada según el paciente a su biomecánica y principios terapéuticos con elementos que facilitan la obtención de los resultados, como las figuras en la pista, sus transiciones, dirección, los impulsos rítmicos, el calor y el fenómeno de la rueda dentada.

Saber cómo dirigir los estímulos a los diferentes niveles de maduración del sistema nervioso central para una intervención terapéutica de acorde al desarrollo humano y a las manifestaciones del daño, nos permitirá inhibir reflejos que interfieren con el movimiento normal y facilitar los que se deben estimular para llevar al cuerpo humano al enderezamiento y equilibrio.

Por último y no menos importante, se describen las indicaciones y contraindicaciones más frecuentes para evitar riesgos de complicaciones bajo el principio Hipocrático de no dañar. Las patologías que se mencionan requieren de constante revisión para mantener la actualización y para ello se utiliza la clasificación internacional de enfermedades (CIE) y así aumentar nuestro marco conceptual.

Esperamos que, bajo esta sistematización, y al introducir una perspectiva multidisciplinaria faciliten los resultados de las aplicaciones clínicas en la equinoterapia para lograr una retroalimentación del equipo e ir aumentando experiencias con el único objetivo: tener en la equinoterapia una buena alternativa terapéutica para las personas con discapacidad.

El Cuerpo Humano

Planos, movimientos, biomecánica, biofísica y manifestaciones en el daño neurológico.

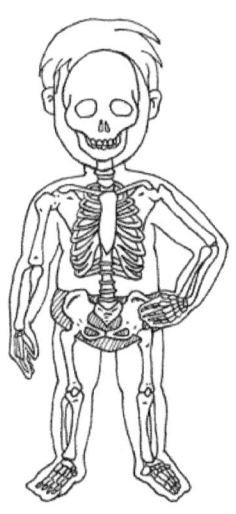

CONCEPTOS BÁSICOS

Para el mejor entendimiento de lo que aparece en este libro es necesario conocer algunos conceptos básicos de anatomía, fisiología articular y de músculos, para con lo anterior poder hacer más sencilla la participación informada del equipo multidisciplinario.

Articulaciones:

Una articulación es la unión entre dos o más huesos.

Las clasificaciones que vamos a manejar por conveniencia son:

1.- La clasificación funcional: las que van de amplitud de movimiento limitado (anfiartrosis, ejem. columna vertebral) a las de mayor amplitud de movimiento o más complejo (diartrosis, ejem. cadera).

2.- Las del *esqueleto axial* (ejem: columna vertebral) y esqueleto apendicular (Fig. 1).

Fig. 1. Clasificación de esqueleto axial y apendicular

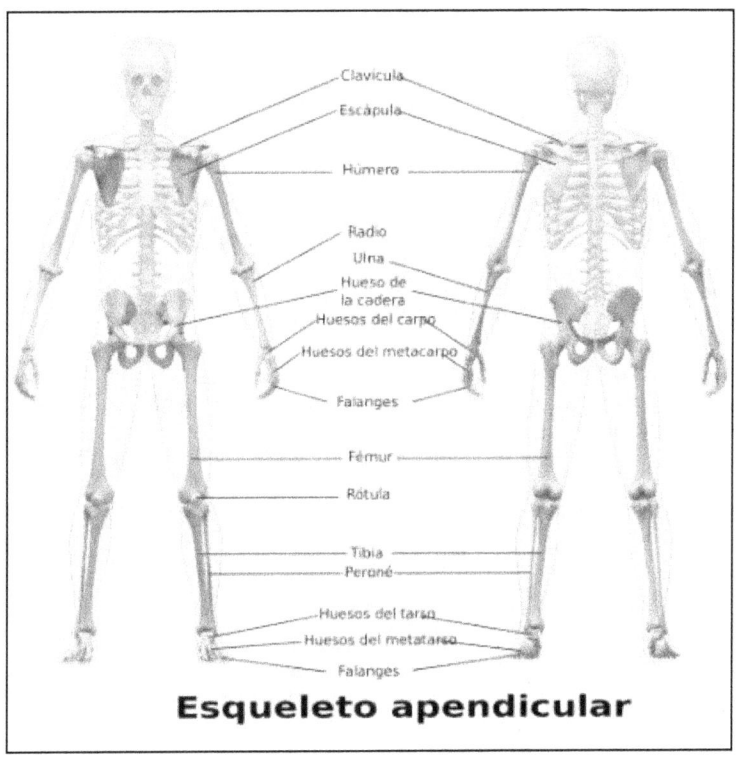

Las de esqueleto axial son las uniones que se dan entre la cabeza y cuello, tronco y sacro (cráneo, costillas, esternón, vertebras y sacro). Las articulaciones que más haremos referencia son las que existen entre las vértebras que se encuentran en la línea media (Fig. 1).

Las articulaciones del *esqueleto apendicular* están formadas por la cintura escapular o pectoral, y la cintura pélvica.

La cintura escapular incluye principalmente las que se referenciarán frecuentemente a las de los hombros (escapulohumeral) en número par. Posteriormente señalaremos las articulaciones de codo, carpo o muñeca y las de los dedos (interfalángicas).

La cintura pélvica incluye principalmente las que se referenciarán frecuentemente a las de las caderas (coxofemoral) en número par, posteriormente señalaremos las articulaciones de rodillas, tobillos y las de los dedos de los pies (ortejos) (Fig.1).

Las articulaciones tienen diferentes grados de movilidad y en forma conjunta con los músculos participan proporcionando al cuerpo humano estabilidad o movilidad (Fig. 2).

Fig. 2. Se representan las articulaciones a conocer para referencias posteriores. Se menciona las articulaciones que preferentemente son de estabilidad y de movilidad.

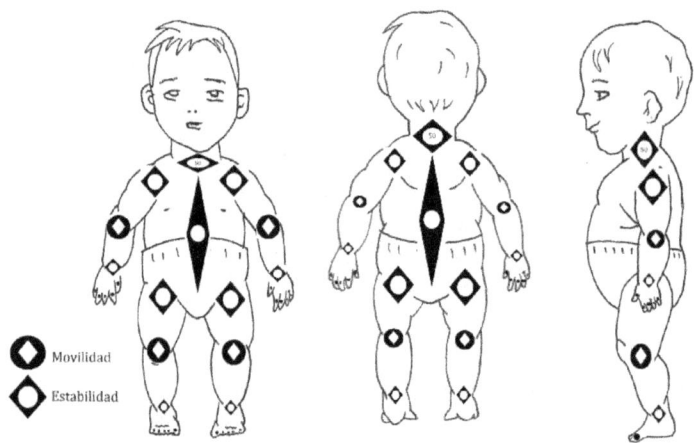

Las articulaciones predominantemente de estabilidad actúan cuando el cuerpo adquiere las diferentes posturas contra la gravedad y son preferentemente la cintura escapular y la cintura pélvica. Con la estabilidad corporal que proporcionan es más factible realizar diferentes actividades musculares conscientes como la toma manual unilateral o bilateral.

Las articulaciones de cuello (columna cervical) tienen una característica especial que es la de compartir casi con el mismo grado de participación en estabilidad y movilidad ya que es un área importante para el control postural del cuerpo humano que se realiza a través del control de cuello.

Para facilitar la movilización de una articulación se sugiere estabilizar una articulación por arriba ya sea en forma manual o postural.

Músculos:

Los músculos estriados controlan el movimiento en forma voluntaria y no actúan en forma aislada, siempre actúan en grupos.

Por su función los clasificaremos en agonistas, antagonistas, estabilizadores y sinergistas.

Agonistas: realizan el movimiento.

Antagonistas: se oponen al movimiento.

Estabilizadores: facilitan el movimiento con estabilización.

Sinergistas: ayudan a los agonistas en el movimiento.

Existen acciones musculares que comentaremos:

Cuando los agonistas se contraen provocando el movi miento (contracción concéntrica) los antagonistas se extienden (contracción excéntrica), a esto le podemos definir como una coordinación intermuscular (fig. 3.).

Fig. 3. **Coordinación intermuscular**. Tipos de coordinación.

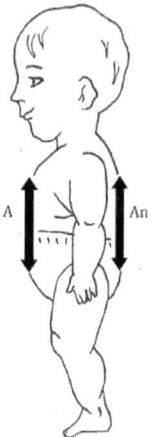

A: Músculos de cadenas rectas anteriores de tronco que a la flexión son agonistas de tronco hacia adelante y realizan una contracción concéntrica acortándose (abdominales).

An: Músculos de cadenas rectas posteriores de tronco que a la flexión son antagonistas de tronco hacia adelante, realizan una contracción excéntrica alargándose (extensores de columna). Para estabilizar el tronco a la neutra se contraen por igual cadenas rectas anteriores y posteriores sin tener cambios en longitud.

Los músculos a través de los tendones actúan mecánicamente sobre el hueso de tal manera que a los músculos o grupos musculares en colaboración con los sinergistas se les pueden establecer funciones específicas:

- Músculos flexores: los que disminuyen o cierran el ángulo de una articulación.

- Músculos extensores: los que aumentan o abren el ángulo de una articulación.

- Músculos abductores: alejan el hueso o segmento de la línea media.

- Músculos aductores: acercan el hueso o el segmento a la línea media.

- Músculos rotadores internos o mediales: provocan una rotación alrededor de su eje hacia adentro o en dirección a línea media.

- Músculos rotadores externos o laterales: provocan una rotación alrededor de su eje hacia afuera o en dirección contraria a la línea media (Fig. 4).

Fig. 4. Planos y ejes de los movimientos a realizar por los músculos: flexión, extensión, abducción o aducción, rotación externa o interna y su combinación en todos los planos y ejes que llamaremos circunducción.

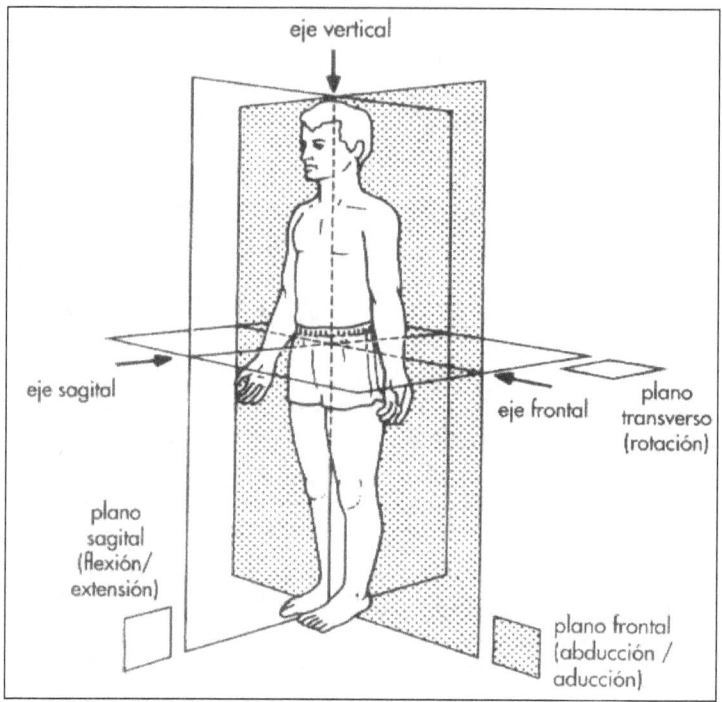

La mayoría de los músculos estriados o voluntarios ejecutan varias de estas funciones. Sabiendo que el estímulo de un músculo se propaga de éste al siguiente formando cadenas musculares enteras, esto se convierte en circuitos de continuidad de dirección y de planos a través de los cuales se propagan las fuerzas organizadoras del cuerpo (Busquet, 2001).

Cadenas musculares.

Las cadenas musculares de acuerdo con la dirección:

- Cadenas musculares rectas: todos los músculos que se insertan de una articulación a otra en forma vertical.

- Cadenas musculares cruzadas: todos los músculos que se insertan de una articulación a otra en forma diagonal.

Las cadenas musculares de acuerdo con su localización en el cuerpo humano:

- Cadenas musculares recta anterior: formada principalmente con los abdominales, el recto anterior y transverso.

- Cadenas musculares recta posterior: formada principalmente por los paravertebrales y erectores de la columna.

- Cadenas musculares cruzadas anteriores: formada con los músculos abdominales y el oblicuo, mayor y menor.

- Cadenas musculares cruzadas posteriores: formada por los músculos dorsal ancho y el trapecio.

La coordinación intermuscular de las cadenas rectas anterior y posterior actúa no solo sobre la posición del tronco sino también actúa sobre la posición de la pelvis así que, teniendo en consideración esta coordinación, la acción es sobre cabeza, tronco y pelvis.

La coordinación intermuscular de las cadenas cruzadas u oblicuas anterior y posterior lleva a la rotación del tronco con un eje de movimiento oblicuo que va de la cabeza humeral a la cabeza femoral opuesta pasando por el ombligo.

Las acciones de la coordinación intermuscular van a variar dependiendo de la fijación (figs. 5 y 6).

Fig. 5. Figura en la que se representan las cadenas musculares rectas anteriores y posteriores.

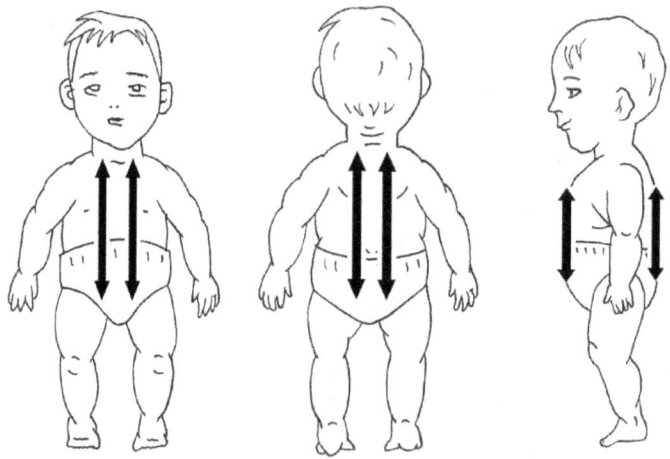

Fig. 6. Figura en la que se representan las cadenas musculares cruzadas anteriores y posteriores.

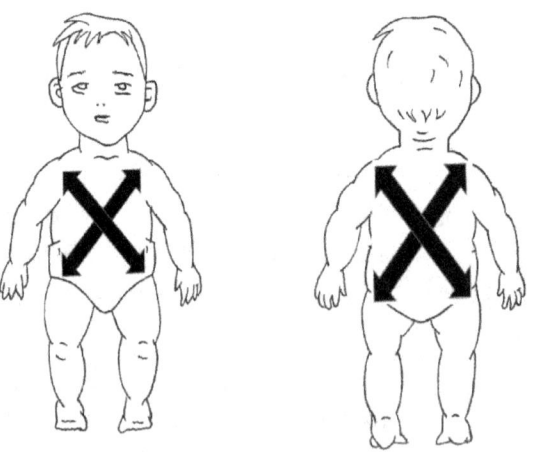

POSTURA Y ALINEACIÓN

Postura: se define como la relación que guardan los segmentos corporales en el espacio.

Mala postura: Es un desequilibrio del sistema musculoesquelético perdiendo una adecuada relación entre los segmentos.

Para revisar la postura tomaremos como líneas de referencia las siguientes:

Una línea imaginaria vertical anterior que va de la mitad de la frente, pasa por nariz y labios, el ombligo y en la mitad de la pelvis (genitales), llegando a la parte inferior entre los tobillos y pies (línea A - A') (fig. 7).

Una línea imaginaria vertical posterior que va de la parte posterior de la cabeza y por las apófisis de la columna en sus diferentes segmentos (cervical, dorsal, lumbar y sacra), la línea interglútea, entre las rodillas y así llegar a tobillos y pies (línea B - B') (fig. 7).

Una línea imaginaria horizontal superior que va de hombro derecho a hombro izquierdo (línea C a C'), y una línea imaginaria horizontal inferior que va de la pelvis del lado derecho a la pelvis del lado izquierdo (crestas o caderas) (línea D a D') (fig. 7).

En el niño en ***lateral la línea "E"*** va de cráneo pasando por el pabellón auricular (oreja), la parte media del cuello, del hombro y cadera, en el niño es ligeramente por detrás de la rodilla y maléolo del tobillo (figs. 7 y 8).

Figura 7. Líneas de referencia en el cuerpo humano para la postura.

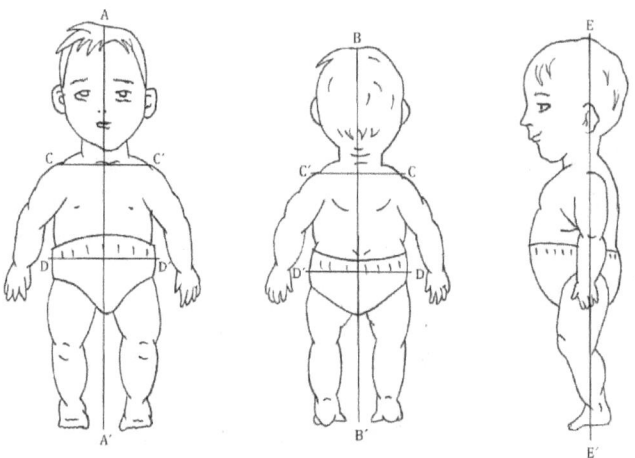

Figura 8. Obsérvese ejemplo de una desalineación corporal trazando las líneas de referencia.

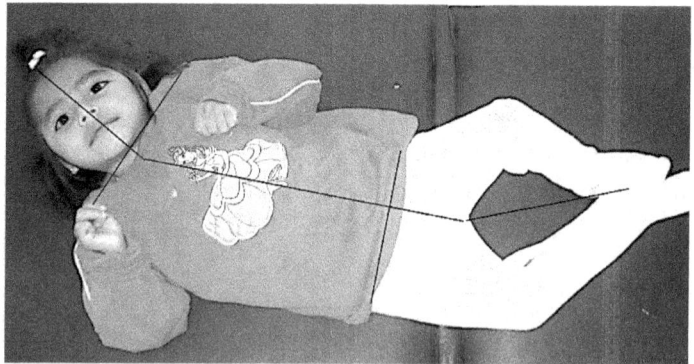

La alineación postural se puede alterar en las siguientes situaciones:

Por *reflejos patológicos* que afectan la postura del niño al persistir, fuera de su edad, a lo que se considera anormal y como ejemplo mencionaremos a los reflejos tónicos de cuello y laberínticos, los cuales se integran a un nivel del tallo cerebral.

Alteraciones en el tono muscular como el tono aumentado (hipertonía) o el tono disminuido (hipotonía). Los pacientes con tono disminuido tienden a la extensión y alejarlas (abducción) de la línea media (A a A′) conocida muchas veces en los niños como *posición de rana* (fig. 9).

Los niños o niñas con tono aumentado sus extremidades tienden a la flexión y a acercarse a la línea media conocida muchas veces en los niños como *patrón en tijeras* (fig. 10.)

Fig. 9. Niños con hipotonía y el alejamiento de los segmentos de la línea media.

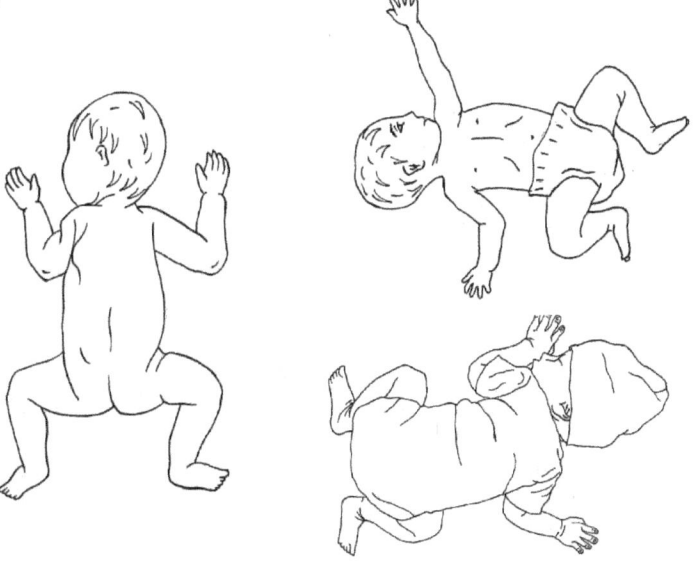

27

Fig. 10. Niños con hipertonía y el acercamiento de los segmentos de la línea media.

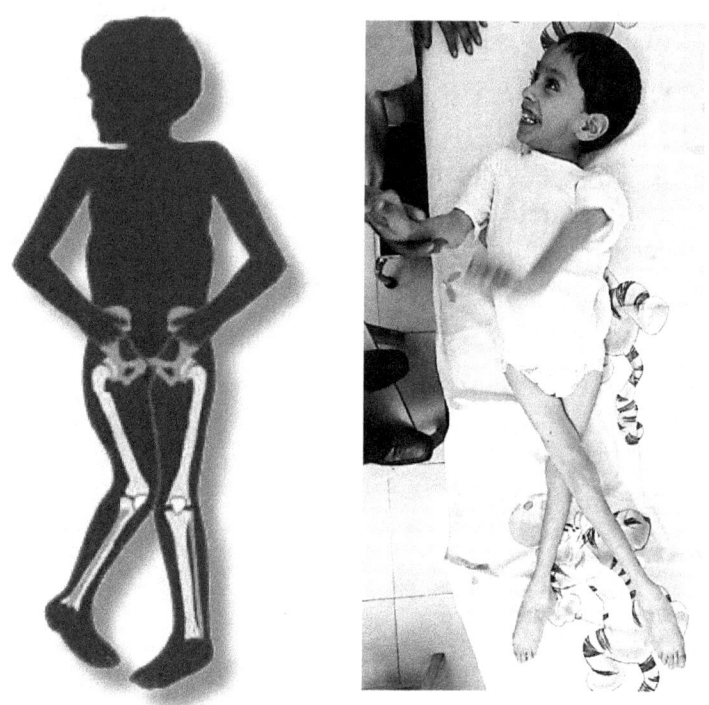

Por *desequilibrios musculoesqueléticos* como contracturas y luxaciones que causan deformidades.

Un principio terapéutico es "*la alineación corporal*" que se inicia de cabeza a miembros inferiores, vertical y horizontal, manteniendo la buena postura para posteriormente iniciar algunas estimulaciones multisensoriales o intervenciones terapéuticas.

PLANOS Y EJES EN RELACIÓN CON EL MOVIMIENTO

El cuerpo humano como materia es masa y ocupa un lugar en el espacio, es tridimensional por lo cual para su ubicación en relación con el movimiento tendremos tres planos:

1.- **Plano frontal o coronal** es un corte que divide al cuerpo humano en una parte anterior y posterior.

2.- **Plano sagital** que lo podemos correlacionar didácticamente con un corte en la línea media del cuerpo humano y que lo dividen en derecho e izquierdo.

3.- **Plano transversal u horizontal** que lo divide en una parte superior e inferior.

Los ejes son una línea imaginaria o real alrededor del cual se realiza el movimiento y coincide con un plano en forma perpendicular permitiendo los movimientos que describiremos.

Cuadro 1. Plano frontal y correlación de movimientos en diferentes segmentos corporales.

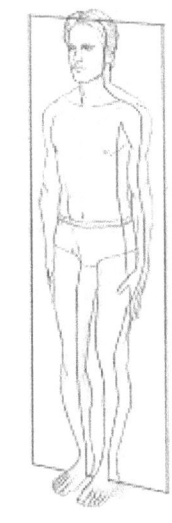

En el plano frontal o coronal es todo lo que podemos observar de frente y divide al cuerpo en una parte anterior y una posterior.

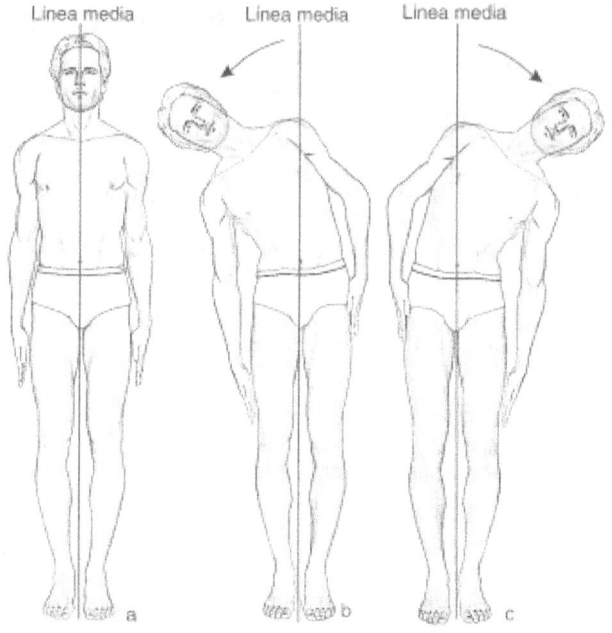

a).- Posición a la neutra, la columna coincide con la línea media.

Se realizan los movimientos que llevan los segmentos corporales a la línea media (cerrar o aducción), o lo alejan de él (abrir o abducción). En el cuello (axiales) son articulaciones de la columna: cuando se alejan de la línea media a la derecha se le llamará en *flexión lateral de cuello a la derecha*, si se aleja el cuello a la izquierda de la línea media se le llamará *flexión lateral de cuello a la izquierda* (c), si se aplica para el tronco *flexión lateral a la derecha* (b)

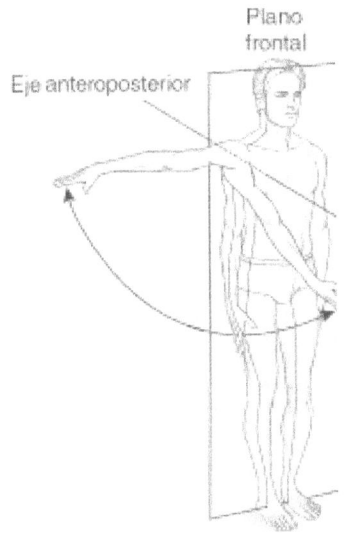

Plano frontal

Eje anteroposterior

Se observa el cuerpo humano en la posición del plano frontal o coronal. Se realizan los movimientos que llevan los segmentos corporales a la línea media (cerrar o aducción) o lo alejan de él (abrir o abducción), abducción del hombro hacia afuera y aducción del hombro hacia adentro puede ser en uno o dos hombros. Cuando llevamos en abducción ambos hombros a la vez es una acción que tiende a mantener o recuperar el equilibrio en el cuerpo humano en movimiento, esto es muy utilizado como ejercicio de equilibrio. A mayor abducción de ambos hombros más se facilitará la apertura de la

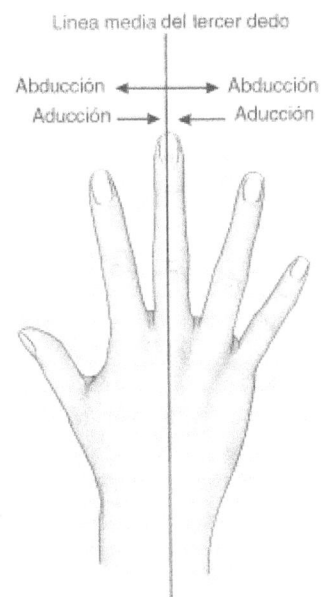

Línea media del tercer dedo

Abducción ← → Abducción
Aducción → ← Aducción

Si vemos la mano en plano frontal, la línea medial estará en relación con el dedo medio o tercero, cuando los demás dedos se alejan de la línea media será un movimiento de abducción (abrir como si fuera un abanico) y se acercan a la línea media será un movimiento de aducción (cerrar). La abducción o apertura de los dedos se facilita por el movimiento de extensión de la articulación de carpo o muñeca y el de aducción de los dedos con la flexión de carpo o muñeca de tal manera que la mano empuñada que frecuentemente la encontramos en el niño con espasticidad, los dedos se mantienen en aducción con flexión y en muchas ocasiones atrapan al dedo primero o pulgar.

31

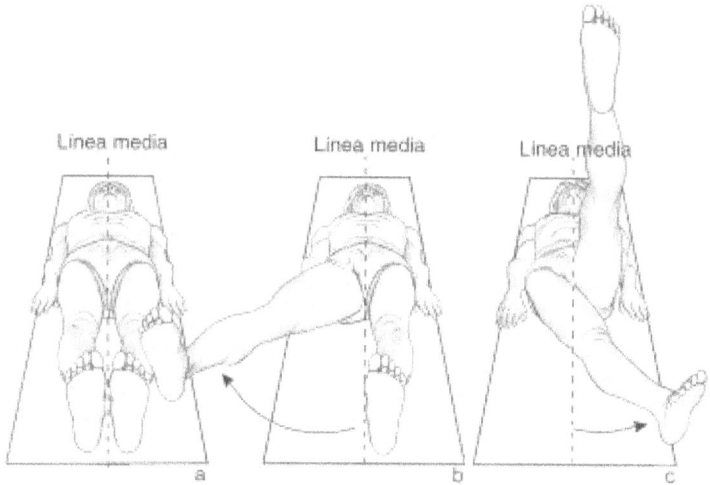

En las extremidades inferiores también llamadas pélvicas (parten de la pelvis) partimos de la línea media; si la cadera se abre (b) se le llamará abducción de la cadera (abrir), si se lleva a la línea media o pasa de la misma se la llamar aducción (cerrar). Esto se puede realizar en una cadera o en las dos a la vez.

En la equinoterapia en la monta a horcajadas se requiere abducción de ambas caderas por lo que se requerirá un desplazamiento adecuado en la articulación. En los niños con espasticidad tienen la tendencia a la aducción de ambas caderas por la acción de hipertonía de los músculos aductores (fig.10).

A mayor abducción de la cadera se facilita la rotación externa de estas (punta del pie hacia afuera) y la aducción facilita la rotación interna punta adentro.

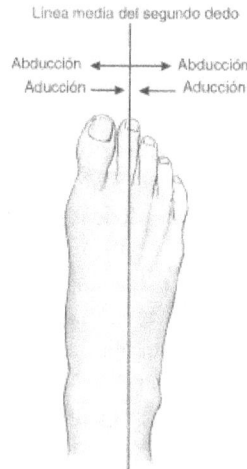

Si vemos el pie en plano frontal el eje medial estará en relación con el segundo ortejo (dedo del pie), cuando los demás ortejos se alejan de la línea media será un movimiento de abducción (abrir como si fuera un abanico) y si se acercan a la línea media será un movimiento de aducción (cerrar). La abducción o apertura como si fuera abanico de los ortejos en los niños con espasticidad se presenta como un reflejo al tocar la piel de la planta del pie (reflejo de Babinski).

Cuadro 2.- Plano sagital y correlación de movimientos en diferentes segmentos corporales.

Plano sagital

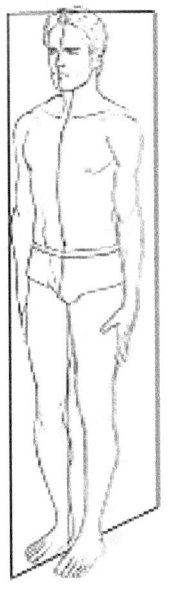

En el plano sagital el corte divide al cuerpo en derecha e izquierda. Posición neutra.

Plano sagital

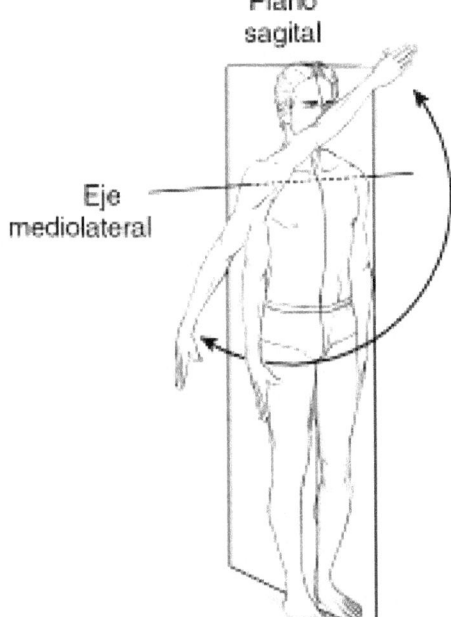

Eje mediolateral

Se permiten los movimientos hacia delante de flexión y hacia atrás de extensión, en las extremidades superiores bilaterales se pueden realizar en las articulaciones proximales (hombro), articulaciones intermedias (codos) y en las distales carpos y dedos. También se pueden realizar flexión y extensión en las articulaciones axiales de la columna del cuello,

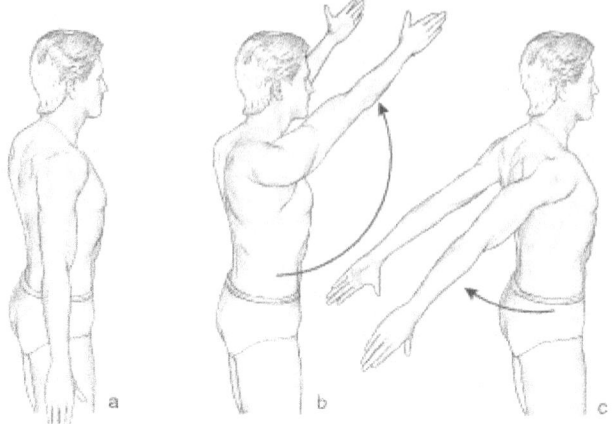

a) Posición neutra de ambos hombros.

b) Flexión de las articulaciones de los hombros,

c) Extensión bilateral de hombros.

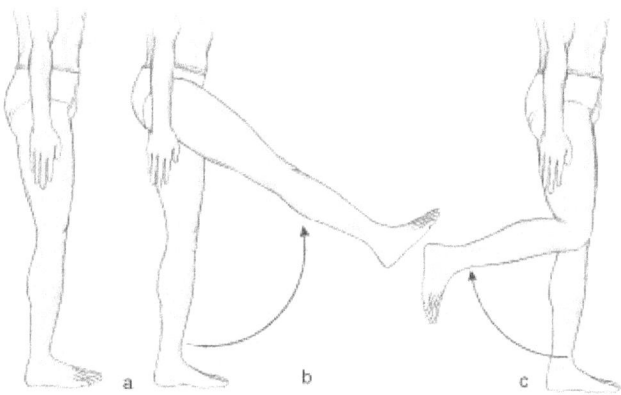

a).- Articulaciones proximales de las extremidades inferiores (caderas) en posición neutra, extensión de articulaciones intermedias (rodillas) y neutra de las articulaciones distales de tobillo.

b).- Flexión de cadera derecha, rodilla en extensión y tobillo a la neutra (unilaterales) la articulación de cadera izquierda se mantiene en posición neutra.

c).- Cadera derecha a la neutra con flexión de rodilla y tobillo a la

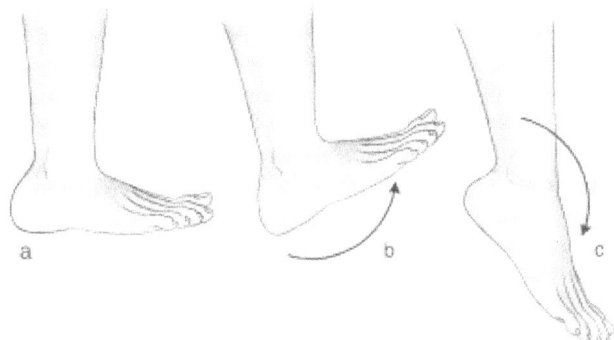

a).- Articulación distal (tobillo) el tobillo a la neutra realizando un ángulo recto con el pie (90 grados).

b).- Flexión dorsal (los músculos que realizan esta acción se les llama extensores) el talón se presenta en primera instancia (pie talo).

c).- Flexión plantar del tobillo pie (los músculos que realizan esta acción se les llama flexores) la presentación es de la parte anterior del pie (pie equino por su similar en comparación con el pie del caballo).

El pie equino se puede considerar patológico y la intervención terapéutica consiste en llevarlo a la flexión dorsal (b), que se puede facilitar con el estribo y utilizarse en un pie (unilateral) o en ambos pies (bilateral).

35

Cuadro 3. Plano transversal y correlación de movimientos en diferentes segmentos corporales.

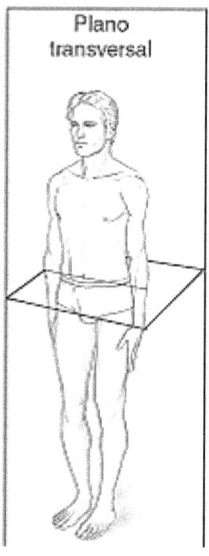

En el plano transversal u horizontal divide al cuerpo en una parte superior y una inferior.

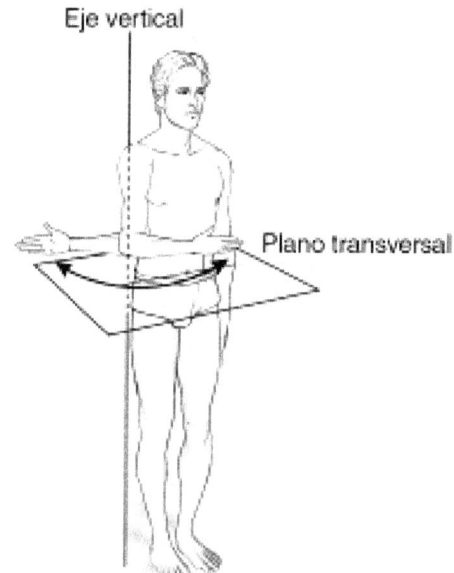

Los movimientos en el plano transversal y con un eje vertical que va de arriba hacia abajo permiten los movimientos rotacionales o giros alrededor del eje.

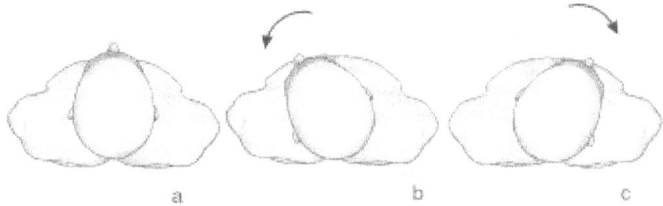

a) Cabeza y hombros (cintura escapular) visto desde arriba como entra el eje imaginario. La cabeza se debe mantener en la línea media en la equinoterapia en la monta gemela a horcajadas para favorecer la estabilización cabeza-tronco.

b) Giro de la cabeza hacia la izquierda, la cintura escapular se mantiene en posición (rotación del cuello a la izquierda).

c) Giro de la cabeza hacia la derecha, la cintura escapular se mantiene en posición (rotación de cuello hacia la derecha).

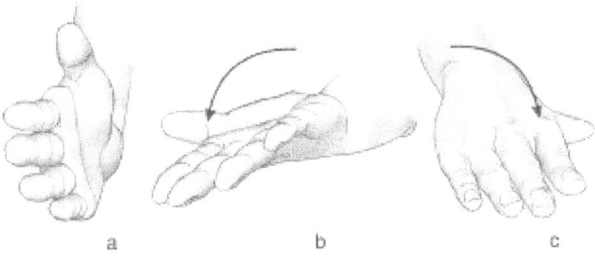

a) Mano en la neutra en el plano transversal.

b) Palma arriba es el movimiento de supinación si se realiza solo en el antebrazo (sin movimiento del brazo), si se incluye el brazo y hombro es una rotación.

c) Palma abajo es el movimiento de pronación si se realiza solo en el antebrazo (sin movimiento del brazo), si se incluye el brazo y hombro es una rotación.

37

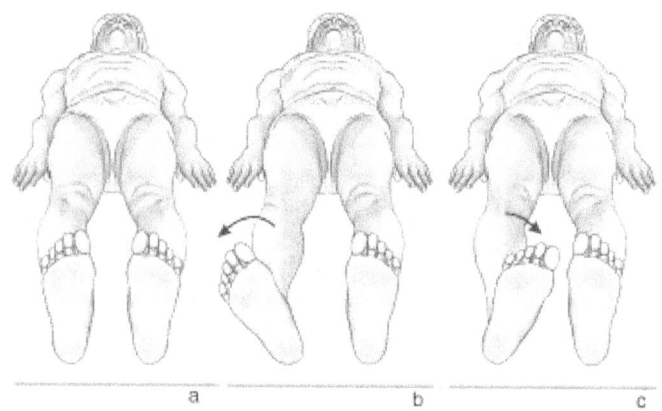

a) En decúbito dorsal (supino) las extremidades inferiores (pélvicas) se encuentran en la línea media.

b) Rotación hacia afuera de la extremidad inferior derecha el movimiento de rotación (lateral) incluye la rodilla. Puede ser uni o bilateral.

c) Rotación hacia adentro de la extremidad inferior derecha el movimiento de rotación (medial) incluye la rodilla. Puede ser uni o bilateral.

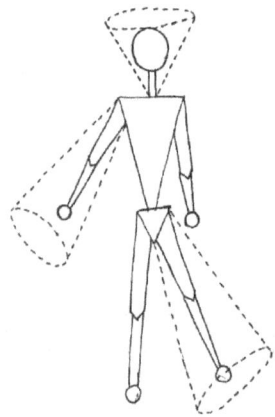

La circunducción es el movimiento que se realiza incursionando en todos los planos y ejes; son pocas las articulaciones que pueden realizar esto en forma amplia, los ejemplos clásicos son hombros y caderas. Describe un movimiento amplio realizando un círculo.

PRINCIPIOS DE BIOFÍSICA Y BIOMECÁNICA

El centro de gravedad y la base de sustentación son dos temas de interés que están relacionados con el equilibrio de las cuales van a originar respuestas musculoesqueléticas que provienen del sistema nervioso central para mantener equilibrio y evitar caídas.

El centro de gravedad es un punto donde se concentra la masa corporal del humano, este centro de gravedad puede cambiar de acuerdo con la edad, sexo, peso y estatura; también cambia en forma dinámica con los movimientos corporales.

La base de sustentación es un área determinada por el contacto y apoyo de un cuerpo sobre una superficie. Este contacto debe ser real y determina la estabilidad de los cuerpos. Si la superficie es móvil el cuerpo tenderá a reaccionar moviéndose, si la superficie es estable el cuerpo podrá moverse por acción de fuerzas internas o externas a él.

La relación centro de gravedad y base de sustentación determina la estabilidad de los cuerpos. A mayor altura del centro de gravedad y menor base de sustentación es igual a menor estabilidad y a menor altura del centro de gravedad y mayor base de sustentación, mayor estabilidad.

En el tema de equinoterapia; hay dos masas corporales que se suman en una superficie que es la base de sustentación de las cuales van a depender de los aires del caballo.

Por lo anteriormente señalado también van a tener relevancia en la equinoterapia el centro de gravedad de la masa corporal del caballo y la base de sustentación (figs. 11, 12, 13 y 14).

Fig. 11. El centro de gravedad en un objeto se realiza en forma fácil donde se unen las líneas que se trazan desde los bordes, obsérvese la base de contacto sobre la superficie. Se conoce con el nombre de *línea de gravedad* a aquella que atraviesa verticalmente el centro de la gravedad.

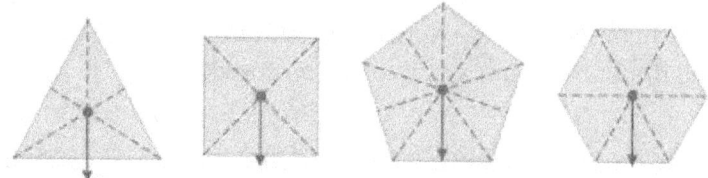

Fig. 12. El centro de gravedad del caballo se sitúa en la cruz visto desde arriba y lateralmente próximo al faldón de la montura.

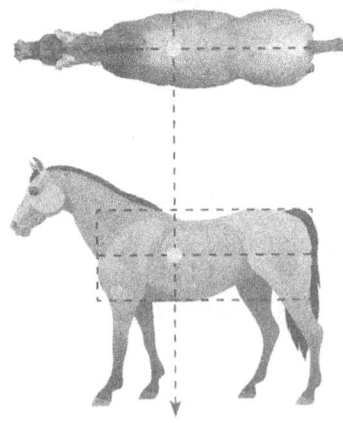

Fig. 13. El centro de gravedad en el ser humano se encuentra por delante de la segunda vertebra sacra en una persona con altura de 1.70 mts y 70 kgs de peso siempre que se mantenga en una posición anatómica. La localización del centro de gravedad puede variar por sexo, edad y los cambios posturales.

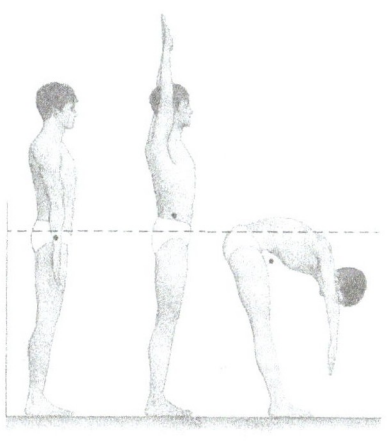

Fig. 14. La armonía entre el jinete y el caballo es el resultado de la calidad y refinamiento que el jinete logre en la conjunción entre ambos centros de gravedad.

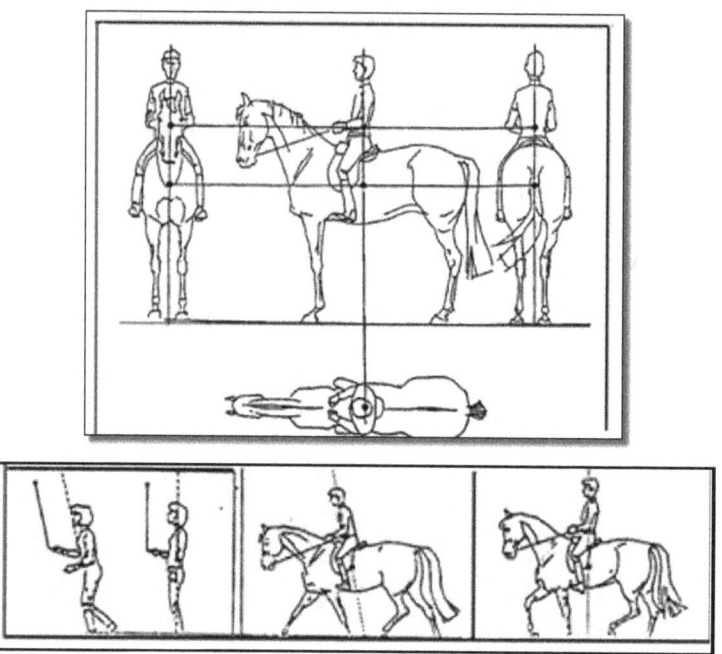

La biofísica la vamos a conocer en la equinoterapia a través de las reacciones musculares que proporcionan los beneficios que se obtienen de ellos.

Son tres a considerar en los principios físicos adaptados a la equinoterapia.

Las leyes de Newton:

1.- Ley de la inercia.

2.- Definición de la fuerza.

3.- Ley de la acción-reacción.

Primera ley de Newton, Ley de la Inercia: todo cuerpo permanece en su estado de reposo o movimiento uniforme a menos que sobre él actúe una fuerza externa, ejemplos:

     1. En alto iniciar el aire al paso.
     2. Del aire al trote disminuir al paso (transiciones).

Segunda ley, definición de Fuerza: la fuerza es igual a la masa por aceleración producida en el cuerpo.

A menor masa corporal, menor fuerza aplicada.

Tercera ley de acción-reacción: por cada acción hay una reacción igual y de sentido opuesto.

El cambiar del aire de trote a alto se establece una reacción contraria mayor que la del paso al alto.

Los cambios de impulso del caballo pueden ser de aceleración y desaceleración, así como al realizar diferentes figuras en pista en donde se aplican todas las leyes antes mencionadas (figs. 15, 16 y 17).

Fig. 15. Aplicación de las leyes de Newton relacionadas con el aire del caballo, así como en sus transiciones.

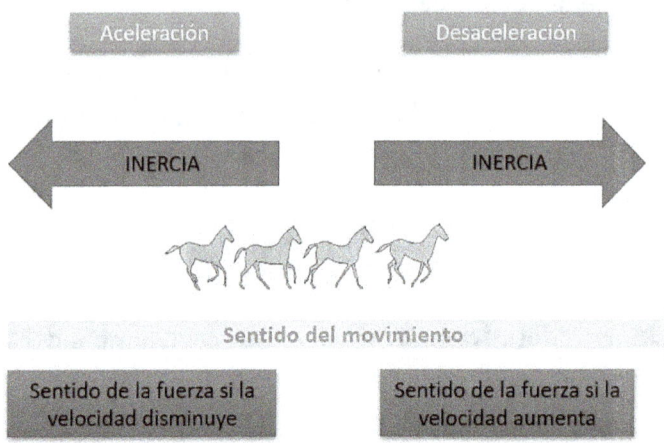

Fig. 16. Los aires del caballo, la clase de asiento y las figuras en pista se pueden utilizar para obtener las respuestas musculares.

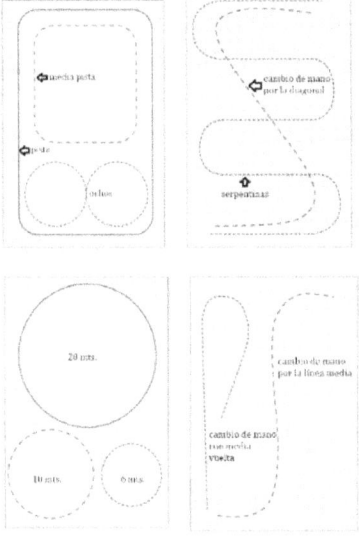

Fig. 17. El asiento en flexión en las figuras de pista deben ser adecuadamente manejadas para obtener las reacciones musculares que se requieren en la equinoterapia.

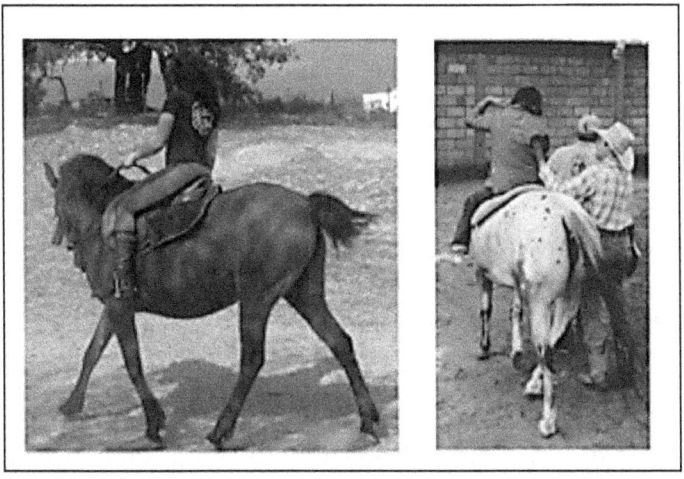

Aplicaciones terapéuticas. Un principio terapéutico en la equinoterapia es: al montar a caballo es moverse en los tres aires (paso, trote y galope), por ende significa someter al cuerpo humano a distintas fuerzas y velocidades.

La fuerza de gravedad también tiene acción sobre el cuerpo humano al realizar su acción tirando de los músculos hacia abajo y si la monta es a horcajadas (sin estribos), este será sobre los miembros inferiores, y si es en decúbitos en perpendicular, la acción será sobre los miembros superiores e inferiores logrando un estiramiento muscular pasivo y lento sobre todo en los pacientes espásticos.

La fuerza de aceleración tiene las siguientes repercusiones en las extremidades inferiores del cuerpo humano: la pelvis actúa como un pivote o fulcro, el desplazamiento es hacia adelante, los músculos que se contraen son el glúteo mayor e isquiotibiales pasando de una contracción excéntrica a una contracción concéntrica.

La fuerza de desaceleración: si se tiene un caballo en trote y se entra de inmediato en un alto existe la inercia sobre el tronco del jinete. Los músculos del tronco son los erectores de la columna semiespinoso de la cabeza, esplenio de la cabeza.

Esplenio del cuello, iliocostal, dorsal ancho y espinosos pasando de una contracción excéntrica a una contracción concéntrica. En las extremidades inferiores tomando en cuenta la pelvis como pivote o fulcro hay un desplazamiento hacia atrás y los músculos iliopsoas y el recto anterior del cuádriceps pasando de una contracción excéntrica a una contracción concéntrica.

Fig. 18: El pivote del cuerpo humano o fulcro lo constituye la pelvis, alrededor del cual se establecen los cambios musculares, el brazo superior lo constituyen el tórax, cabeza y cuello así como los miembros inferiores serían un brazo inferior.

Fuerza de desaceleración

Extremidades inferiores

Pelvis=Pivote

Desplazamiento hacia atrás

Músculos: ileopsoas y recto anterior del cuadricepes

Contracción excéntrica---------contracción concéntrica

En el cuerpo humano el órgano rector que dirige las múltiples habilidades desde conductuales hasta motoras es el encéfalo, el daño al mismo se manifiesta según el grado y la localización del daño teniendo alteraciones en el tono muscular que repercuten en el sistema musculoesquelético y en el movimiento.

Tono muscular:

El tono muscular es una contracción mínima y sostenida de los músculos que les permite tener una consistencia y tensión. El tono considerado como normal (eutonía) es el que permite el movimiento en forma controlada y puede ser diferente con la edad, el sexo y el entrenamiento físico entre otros.

El tono puede ser alterado como manifestación de daño neurológico entre otras manifestaciones congénitas. Lo podemos revisar de una manera pasiva al movilizar las articulaciones de hombros, codos, manos, caderas, rodillas y tobillos. Lo podemos clasificar en diferentes grados de acuerdo con la movilidad obtenida.

Clasificación de tono muscular:

El valor "0" se le dará al tono considerado como normal.

Tono disminuido.

   -1 cuando el tono está ligeramente disminuido.

   -2 cuando se encuentra moderadamente disminuido.

   -3 cuando está severamente disminuido.

Cuando nos alejamos del 0 al -3 se altera cada vez más el movimiento de paresia a parálisis (paresia = a intentos de movimientos, pero no llegando a lo normal. Parálisis pérdida total del movimiento) (fig.19).

Tono aumentado.

   +1 ligeramente aumentado de tono.

   +2 moderadamente aumentado de tono.

   +3 cuando se encuentra severamente aumentado.

Cuando nos alejamos del 0 al +3 se altera cada vez más el movimiento de paresia a parálisis (paresia = a intentos de movimientos, pero no llegando a lo normal. Parálisis pérdida total del movimiento) (fig.19).

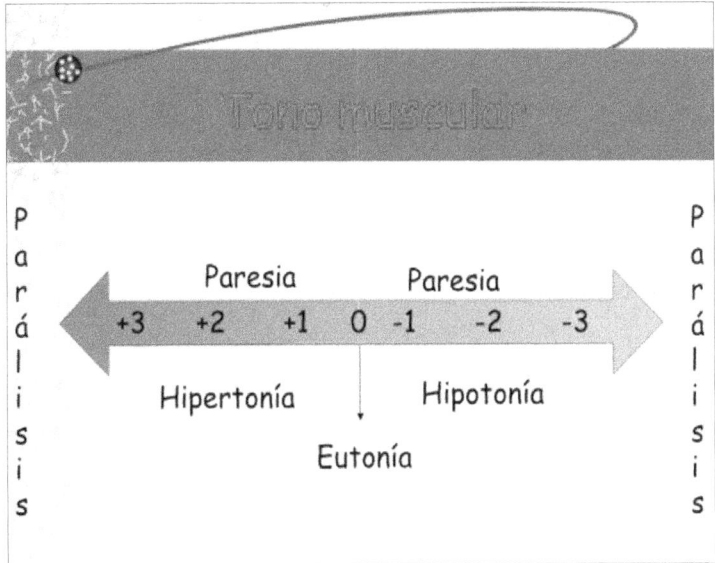

Fig.19. Esquema que representa la clasificación de tono muscular.

Las alteraciones del tono muscular como una manifestación del daño neurológico pueden involucrar diferentes segmentos corporales, de acuerdo con ello es que se conoce con diferentes términos que a continuación se mencionarán en el cuadro siguiente.

Cuadro 4. Alteración del tono muscular que involucra diferentes segmentos corporales.

Monoplejia o monoparesia: afectación de una extremidad cualquiera que sea esta.

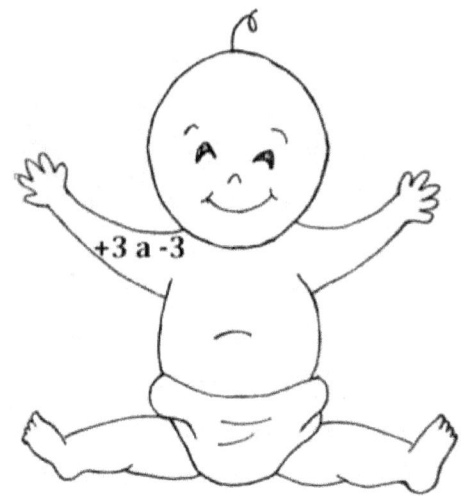

Paraplejia o paraparesia: afectación de las extremidades inferiores respetando completamente las extremidades superiores.

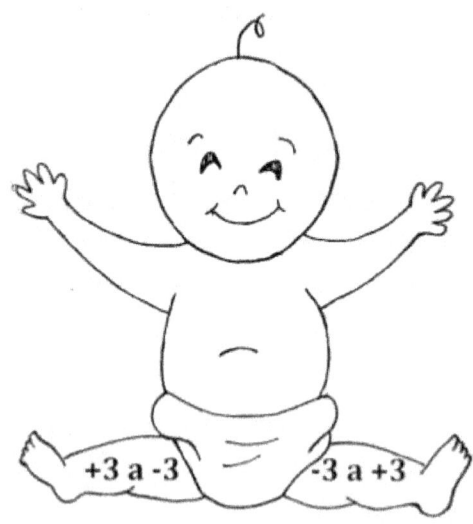

Diplejía o diparesia: afectación de las cuatro extremidades con mayor afectación de las superiores (diplejía de predominio superior) o de las inferiores (diplejía de predominio inferior).

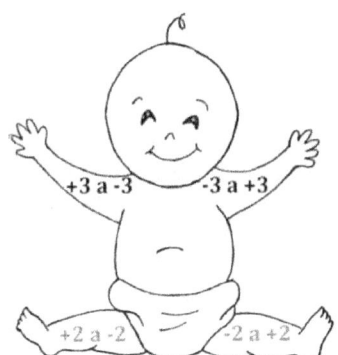

Triplejia o triparesia: afectación de tres extremidades en combinación de las inferiores y superiores.

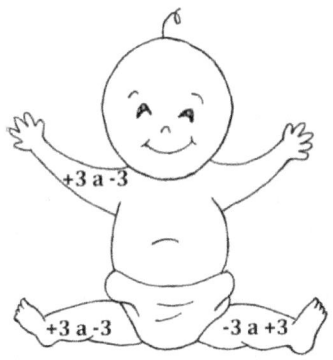

Hemiplejia o hemiparesia: afectación de hemicuerpo derecho o hemicuerpo izquierdo.

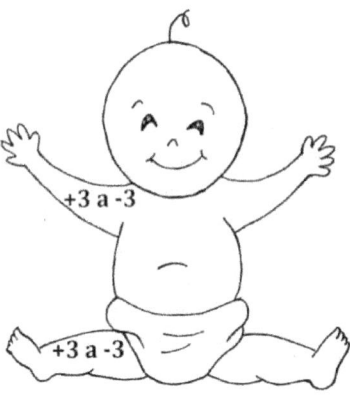

51

Hemiplejia o hemiparesia doble: afectación de las cuatro extremidades con predominio de un hemicuerpo puede ser derecho o izquierdo.

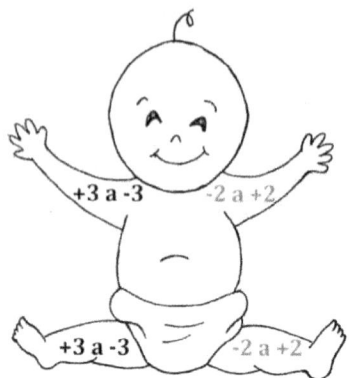

Cuadriplejia o cuadriparesia: afectación de las cuatro extremidades lo más similar posible.

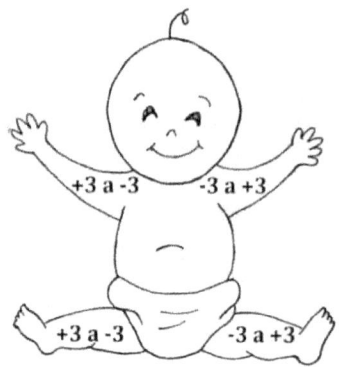

Tetraplejia o tetraparesia: afectación de las cuatro extremidades involucrando el tronco y la pelvis conocido como síndrome de Phelps.

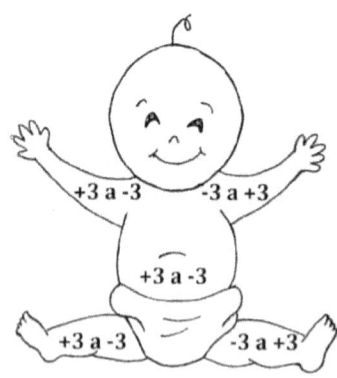

EQUINOTERAPIA APLICADA

Historia.

El uso del caballo como herramienta terapéutica se viene utilizando desde tiempos remotos ya que en Grecia (460 -370 a. C.), Hipócrates se refiere al "saludable ritmo del caballo", siendo el primero en describir los beneficios terapéuticos de la equitación. El emperador Marco Aurelio y Galeno de Pérgamo diferenciaban la equitación de la utilización del caballo como medio de terapia para los soldados enfermos.

En el siglo XX es cuando los médicos comienzan a prescribir la equitación para mejorar problemas cardiacos, circulatorios y digestivos. En la primera mitad de este siglo se impone una tendencia a dosificar y especificar los tratamientos y ejercicios según el diagnóstico.

El doctor Max Senator editó en 1930 el libro *"La importancia de la equitación para la salud",* donde trataba el arte de la dosificación.

Se pueden considerar como percusores de la equinoterapia los países escandinavos, especialmente Noruega, donde desde 1950 se empezaron a tratar con caballos a niños con poliomielitis en una iniciativa apoyada y financiada por el estado.

Es a partir de un hecho que se da en Dinamarca cuando el caballo comienza a utilizarse regularmente como asistente de terapias y bajo una supervisión médica. Liz Hartel era una joven amazona que sufrió poliomielitis y su fisioterapeuta, la Sra. Bodtker, tuvo la idea de tratarla y reeducarla mediante la equitación.

En los países de Hispanoamérica comenzaron con la práctica de la "equinoterapia" a finales de los años ochenta.

Existen divergencias en la terminología utilizada para hablar de la utilidad del caballo con fines terapéuticos, al igual de los profesionales y de la formación que se precisa para llevar a cabo esta actividad. Para esto se pueden encontrar los términos como: terapias ecuestres, equinoterapia, rehabilitación ecuestre, equitación terapéutica, monta terapéutica, equitación para discapacitados, intervención asistida con caballos, hipoterapia. Además, en la literatura científica cuyos idiomas predominantes son el inglés y el alemán, también se observa que se usan términos diversos: *Therapeutic Riding, hippotherapy, horseback riding therapy, therapy assist equine, equinotherapy.*

El sentido terapéutico de la actividad está determinado por la forma en la que el profesional emplea al caballo y por las acciones desarrolladas según las características específicas de cada paciente. La equinoterapia es una metodología o modalidad especifica dentro del conjunto de intervenciones asistidas con caballos o terapias ecuestres.

El objetivo buscado es la rehabilitación, reeducación e integración social de las personas con problemas motrices y necesidades especiales, utilizando al caballo como elemento integrador.

Sin diferir con el concepto neurofisiológico de la facilitación que persigue aumentar estímulos, más que sumar, se potencialicen para conseguir una disminución del umbral de las células motoneuronas alfa, de la asta anterior de la médula espinal, y que en base a repeticiones se consigan las respuestas musculares deseadas. De esta manera los múltiples estímulos dirigidos a todas las áreas cerebrales proporcionados por el caballo es una opción terapéutica que considerar.

MODALIDADES DE INTERVENCIÓN TERAPÉUTICA

Los modelos terapéuticos pueden ser varios clásicos o modernos, pero señalaremos el más utilizado en Hispanoamérica y que es un modelo determinado en Toronto, Canadá, en 1988:

a) Hipoterapia

b) Monta terapéutica y volteo

c) Equitación como deporte

Hipoterapia: Puede ser pasiva o activa y va desde una adaptación al caballo hasta ejercicios pasivos o activos como movilizaciones y estiramientos así como ejercicios de coordinación. En este se incluye la monta gemela. El caballo puede ser guiado y con aire de paso y trote o en parado (alto). Esta es de mayor utilización por el ámbito profesional de medicina, fisioterapia, terapia ocupacional y lenguaje en el manejo de trastornos motores de origen central o periférico.

Monta terapéutica: En este modelo se dan señales específicas de equitación, se pueden utilizar mayores ayudas de montar, realizarse juegos terapéuticos con objetivos bien señalados y el jinete puede ser activo. Esta es de mayor utilidad en las disciplinas de psicología, psicopedagogía, neurolingüística y sociales en donde se analizan los aspectos psicológicos involucrados como la comunicación, la regresión, el efecto mecedora, la autoestima y la relación con el entorno.

El Volteo (*volting*) aunque se conceptualiza como gimnasia en el caballo, desde el enfoque terapéutico es estimular reacciones de enderezamiento y de equilibrio para que actúen en coordinación a través del cerebelo en cambios de posiciones en el lomo del caballo para mayor coordinación corporal.

Equitación como deporte: proporcionan una proyección mayor hacia la integración social y deportiva es que se realizan actividades lúdicas y deportivas dirigidas a las personas con discapacidad teniendo en consideración las deficiencias.

La equinoterapia como parte de las terapias ecuestres, es una terapia complementaria y/o alternativa con una proyección integral involucrando beneficios proporcionados por el caballo en las disciplinas de medicina de rehabilitación, fisioterapia, pedagogía, psicología y sociología. Según los niveles de intervención terapéutica pueden ser, preventivos, curativos o de adaptación a las secuelas.

Los principios terapéuticos que nos proporciona el caballo son:

- El calor.
- La transmisión de impulsos.
- El desplazamiento tridimensional correlacionable con la sensación de la marcha.

El calor que proporciona el caballo va de 38 a 38.5° (al paso) y una vez ejercitado puede llegar a 38.8° o más, esto va a depender del aire que esté realizando el caballo y de la temperatura del medio ambiente. La temperatura del cuerpo humano puede variar, pero se toma en consideración un rango de 36.1°C a 37.2°C.

Esta transmisión del calor hacia el cuerpo humano puede ser de dos formas:

- Transmisión en forma directa.
- Transmisión en forma indirecta.

Transmisión del calor en forma directa. La conducción del calor o transmisión de calor por *conducción* es un proceso de transmisión de calor basado en el contacto directo entre los cuerpos, sin intercambio de materia, por lo que el calor fluye desde un cuerpo de mayor temperatura a otro de menor temperatura que está en contacto con el primero.

En cambio, existen materiales que se oponen al paso del calor y a esto se llama resistividad térmica. De esta manera entendemos que a mayor contacto entre el cuerpo humano y el del caballo favorecerá la transmisión del calor sobre esas áreas de contacto, estas son por ejemplo los músculos aductores de caderas y gastrocnemios, así como los músculos del suelo pélvico, esto sucede si es una monta a horcajadas con asiento profundo; en las posiciones de decúbitos en el que se pone en contacto los músculos paravertebrales o directamente cuando apoyamos la palma de la mano sobre distintas áreas corporales del caballo, también reciben esta transmisión del calor.

Lo anterior traerá un efecto directo sobre los músculos favoreciendo la elasticidad de los tejidos (ley de Hooke) de tal manera que se facilitan los estiramientos musculares incluyendo el tejido periarticular como son tendones y ligamentos. También el calor actúa sobre el tono muscular para favorecer posteriormente el movimiento reflejo y controlado.

Transmisión del calor en forma indirecta. Esto puede ser por:

- Convección.
- Radiación.
- Refleja.

La transmisión por convección es a otros tejidos contiguos o profundos a través de la circulación (vascular).

Todos los cuerpos, cualquiera que sea su temperatura, emiten energía en forma continua desde sus superficies, esta energía se denomina energía radiante y es transportada por ondas electromagnéticas, por este motivo, la energía radiante puede transmitirse aun en el vacío. La emisión continua de energía radiante por un cuerpo se llama *radiación,* otro beneficio que se obtiene del caballo.

En forma refleja, se inicia en los exteroreceptores que se estimulan en la piel y llegan a los segmentos medulares (espinales) del sistema nervioso central en donde se pueden involucrar otros grupos musculares por arriba y por debajo de los segmentos, y donde posteriormente, los conducen a niveles cerebrales superiores, sumándose una relajación psicológica que produce una sensación de bienestar y repercute en la hemodinamia corporal (fig. 20).

Fig. 20. El calor que proporciona el caballo al cuerpo humano puede ser en forma *directa* por conducción sobre las áreas en contacto o en forma *indirecta.*

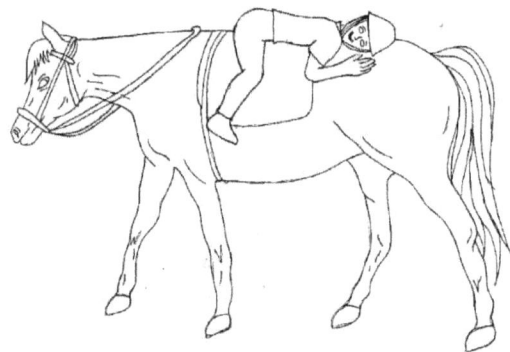

La transmisión de impulsos. El caballo transmite por medio del movimiento de su lomo impulsos rítmicos a la cintura pélvica, a la columna vertebral y a las extremidades superiores e inferiores del jinete.

En el aire del caballo al paso se transmiten en un rango que va de 90 a 110 impulsos por minuto, cuando pasa el aire al trote aumenta la cantidad e intensidad. Los impulsos que se transmiten tienen su origen en los músculos lumbares y ventrales que se contraen y relajan alternadamente y en forma rítmica provenientes del caballo.

Lógicamente esta transmisión de los impulsos rítmicos del caballo al jinete se refiere a la monta a horcajadas y en el asiento profundo, y va a depender de:

- Aire del caballo.
- La postura del jinete sobre el caballo.
- La adaptación biomecánica entre el caballo y el jinete.

Aire del caballo. En equitación se conoce como aire a la actitud que toma el caballo en sus diferentes marchas y la cadencia de los movimientos que en cada una de ellas ejecuta.

Los aires naturales del caballo utilizados en la equinoterapia son tres:

- Paso.
- Trote.
- Galope.

El paso es de 4 tiempos, uno por cada casco que se apoya en el suelo, un buen paso será aquel en el que se podrán contar "uno, dos, tres y cuatro" regularmente. Siempre habrá dos cascos en el suelo a la vez, la secuencia será o debería ser:

1.- Pie izquierdo.
2.- Mano izquierda.
3.- Pie derecho.
4.- Mano derecha.

Este es un movimiento homolateral, pero en dos tiempos.

En el trote hay cuatro tipos: de trabajo, reunido, medio y largo. En todas las modalidades el trote tiene dos tiempos

1.- Pie izquierdo-mano derecha.

2.- Pie derecho-mano izquierda.

Un buen trote es aquel en el que se puede contar uno y dos, uno y dos.

El galope es el aire de los tres tiempos más la pausa. La pausa es el momento de suspensión y los 4 cascos del caballo se encuentran en el aire. Si se galopa a mano derecha la secuencia será la siguiente: pie izquierdo, mano izquierda y pie derecho a la vez, mano derecha seguido de la suspensión (fig. 21).

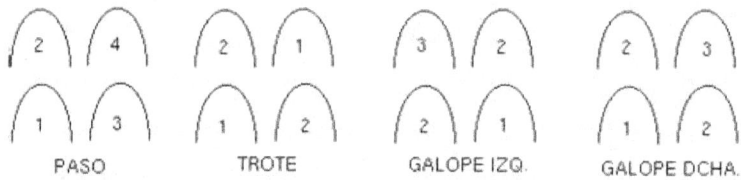

Fig. 21. Representación esquemática de los aires del caballo.

La definición más simple del término "jinete" es: el que monta a caballo, y que su equivalente en femenino es amazona.
Utilizaremos indistintamente en muchas ocasiones este término para referidos en masculino o femenino y es el lugar que tomará en muchas ocasiones el paciente cuando estamos hablando de un enfoque terapéutico y no aspectos de equitación profesional.

La postura se define como la relación que guardan los diferentes segmentos entre sí, hay que tener una adecuada postura del jinete sobre el caballo por lo que ésta se debe analizar desde una vista anterior o posterior y lateral.

La postura del paciente sobre el caballo tiene un enfoque terapéutico y en muchas ocasiones va a depender de la patología del paciente en que se selecciona la postura desde de la perspectiva médica. Se toma de referencia la postura del jinete en equitación (fig. 22).

Fig. 22. Referencias de la postura del jinete equitación. Asiento profundo.

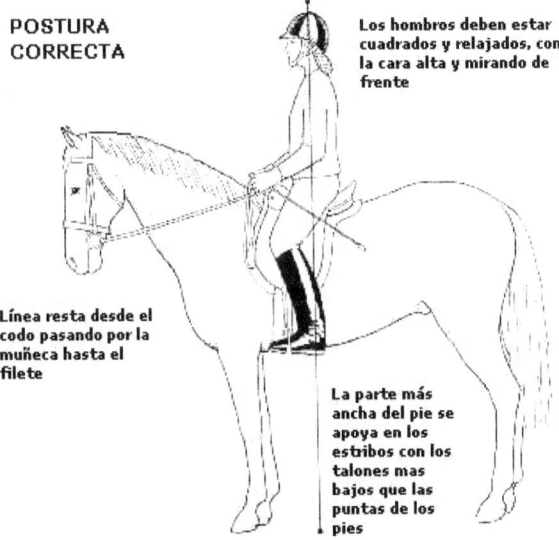

POSTURA CORRECTA

Los hombros deben estar cuadrados y relajados, con la cara alta y mirando de frente

Línea resta desde el codo pasando por la muñeca hasta el filete

La parte más ancha del pie se apoya en los estribos con los talones mas bajos que las puntas de los pies

Es un principio básico en la técnica una buena postura porque la mala postura traerá consecuencias desde el punto de vista musculoesquelético en el jinete (fig. 23).

Fig. 23. Hay que realizar adecuado análisis de la postura del jinete en la monta.

Posición incorrecta

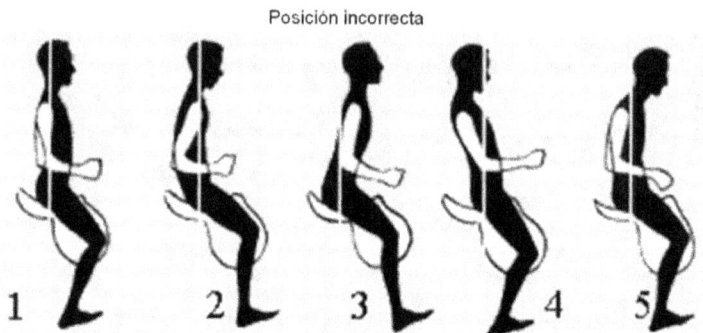

La mala colocación de un jinete repercute sobre toda la columna vertebral. En estas fotos observamos: hiperlordosis lumbar y cervical, hipercifosis dorsal, entre otras alteraciones posturales.
Debido a esto, habrá también consecuencias en los hombros y trapecios.

Conclusión: la buena colocación es indispensable para cualquier actividad.

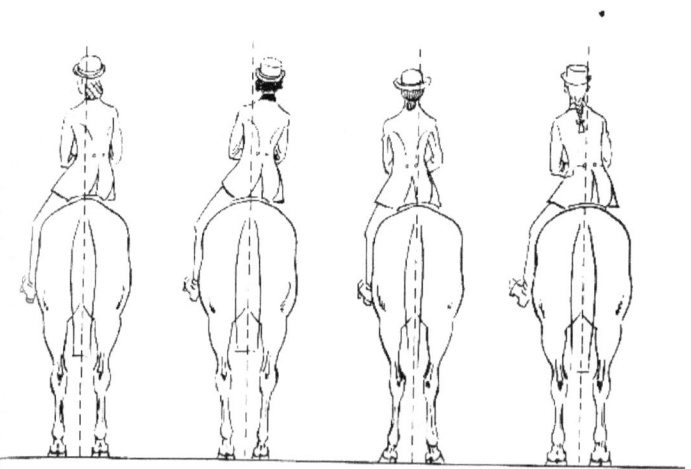

POSICIONES INCORRECTAS

62

La adaptación biomecánica entre el caballo y el jinete: se tendrán en consideración la biomecánica del caballo y del jinete.

Centro de gravedad: el denominado centro de gravedad es el centro de simetría de masa, donde se intersecan los planos sagital, frontal y horizontal. En dicho punto se aplica la resultante de las fuerzas gravitatorias que ejercen su efecto en un cuerpo.

El cuerpo humano y el caballo cada uno por separado tiene su biomecánica muy particular, pero ambas deben tener una adaptación para que se favorezcan los principios terapéuticos, sobre todo el de la transmisión de los impulsos y la sensopercepción del desplazamiento tridimensional del centro de gravedad, este desplazamiento es muy similar en ambos.

En el caballo el centro de gravedad lo encontramos generalmente en la intersección de una vertical que cae detrás del apéndice xifoides del esternón y otra horizontal que separa el tercio medio del tercio inferior del cuerpo (zona de la cincha).

El centro de la gravedad del caballo sufre continuos desplazamientos por las simples modificaciones de la posición de su cuello, cabeza o sus extremidades. El equilibrio aumenta cuando el centro de gravedad está más bajo y por consiguiente la base de sustentación es más amplia (figs. 11, 12, 13 y 14).

La adaptación biomecánica entre el caballo y el jinete debe ser los más adecuada posible para que se convierta realmente en el binomio caballo-jinete, y que de esta manera se obtengan los mayores beneficios de los principios terapéuticos proporcionados por el caballo.

La adaptación biomecánica entre el caballo y el ser humano (jinete) se modificará de acuerdo con el tipo de asiento en su relación postural.

TIPOS DE ASIENTO

Los tipos de asientos del jinete, y que no se deben confundir con silla o montura, son: *asiento profundo*, *asiento profundo en flexión* y *asiento ligero*. Se definen como la relación las posturas del jinete en relación con el caballo.

Cada uno de los de los tipos de asiento tiene un objetivo diferente, así como los efectos fisiológicos, estos se deben correlacionar con los principios terapéuticos y los beneficios que se obtienen.

El asiento profundo: este tipo de asiento es el más conocido, aquí es donde los huesos isquiones se apoyan de igual manera, el equilibrio de base es sobre la pelvis en una posición correcta para favorecer la adaptación biomecánica. Se busca la coincidencia al mayor grado posible del centro de gravedad entre el cuerpo humano y el del caballo.

La postura correcta en el asiento profundo en vista lateral es: la cabeza con vista al frente y mentón recogido, la columna recta con los omoplatos sin proyección posterior, el peso del tronco del jinete tiene su apoyo en el perineo entre el pubis y la región anal.

Los brazos deberán caer en forma natural, con una flexión de codos que va de 90 a 140 grados, manos cerradas con los pulgares dirigidos hacia arriba, las piernas caen con su peso natural con ligera rotación medial (interna) estableciendo un contacto ligero con el caballo pero sin presionar, existe una dorsiflexión de tobillo cuando hay estribo para que el talón sea el punto más bajo del jinete. Cuando no hay estribo en esta postura la posición del tobillo-pie será en equino de mayor a menor grado dependiendo del tono muscular del paciente (fig. 24 y 25).

Fig. 24. Trazar una línea vertical imaginaria que representa línea de gravedad.

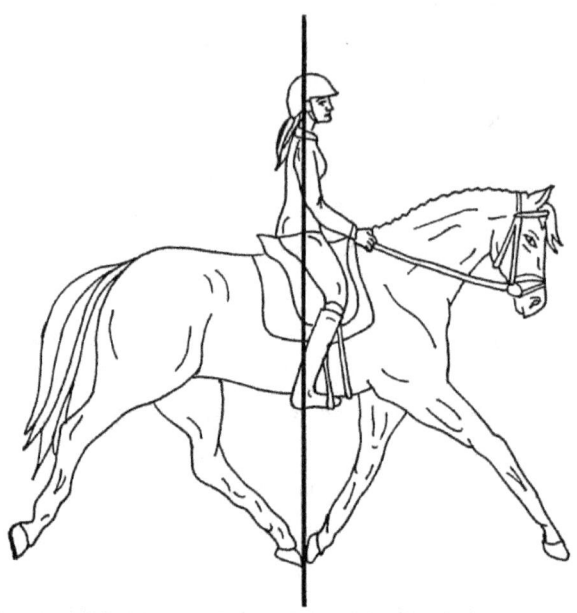

Fig: 25. A, tipo de asiento profundo sin estribo, obsérvese que la punta del pie cae ligeramente. El estribo se puede utilizar para el manejo terapéutico del pie equino y formación de un engrama motor, obsérvese B, C y D.

A

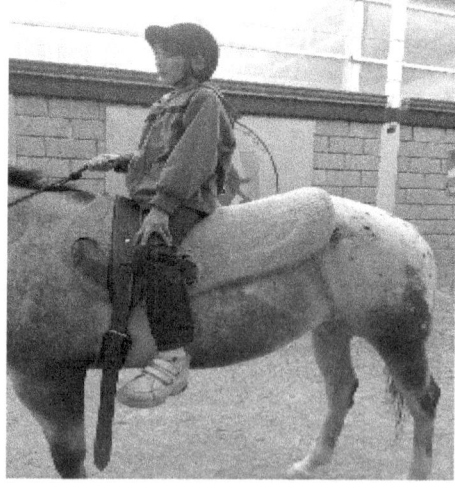

B, C, D.

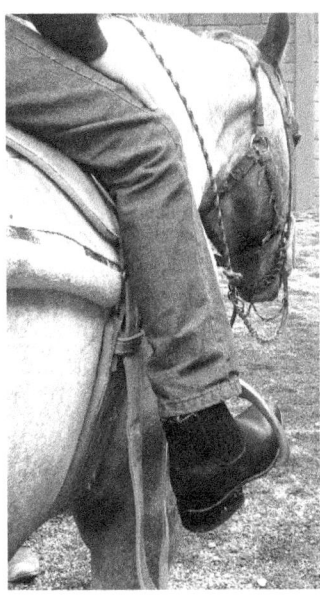

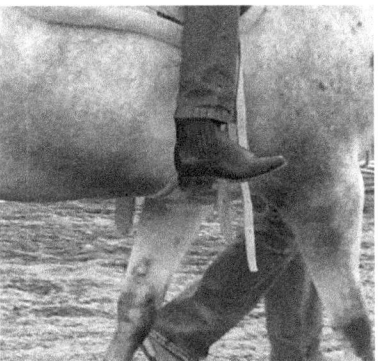

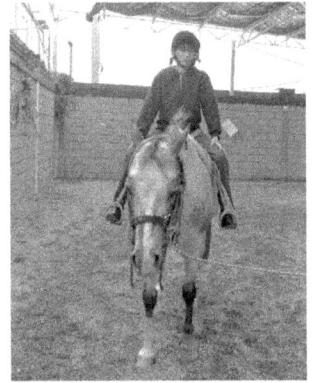

La postura correcta en el asiento profundo en una vista anterior o posterior: se toman de referencia los hombros, las escapulas, la pelvis y la posición de ambos pies (figura 26). El centro de gravedad cambia con respeto al tipo de asiento (fig. 27).

Fig. 26. Postura correcta e incorrecta en vista posterior.

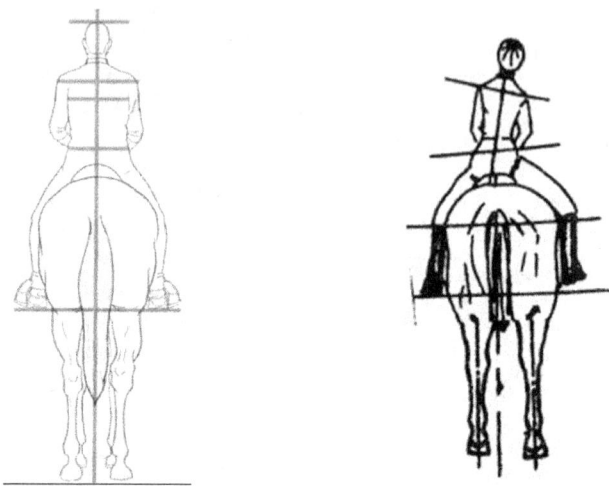

Fig. 27. Centro de gravedad, línea de gravedad en relación con la masa corporal del jinete según el tipo de asiento. Asiento profundo, asiento ligero y monta gemela.

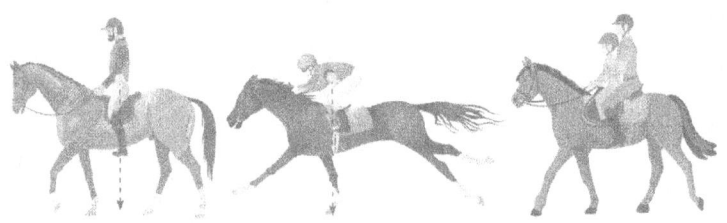

Tener las alineaciones adecuadas favorece la interacción de equilibrio en el binomio jinete-caballo, y se convierte en un parámetro de la técnica en la terapia, que es de relevante importancia para obtener los efectos biomecánicos y biofísicos en la transmisión de los impulsos rítmicos.

Las ventajas cinesiológicas de la monta con asiento profundo son: movilización de la cintura pélvica, facilitación de la transmisión de los impulsos rítmicos, estabilización de cuerpo a cabeza (reflejo cuerpo sobre cabeza), cambios de tono en grupos musculares que mantienen el equilibrio dentro de la base de sustentación (véase: respuesta A, reflejos de equilibrio), para mantener la alineación corporal.

Tiene acciones directas sobre tono muscular dependiendo del aire del caballo, y sobre músculos perianales, así como en vísceras abdominales. Se favorece la transmisión de impulsos rítmicos si el contacto es directo o con una mantilla.

EL FENÓMENO DE LA RUEDA DENTADA.

En la posición correcta se deben mantener las curvaturas fisiológicas de la columna vertebral, lordosis cervical, cifosis dorsal y lordosis lumbar. Solo de esta manera la columna se activará en respuesta al movimiento del caballo y podrá transferir la estimulación a las partes distales del cuerpo.

El apoyo sobre el isquion garantizará la activación de la musculatura profunda del tronco, responsable del mantenimiento de la postura además de la musculatura superficial favoreciendo las reacciones de enderezamiento. Si la posición de la pelvis no es la correcta no será posible obtener una postura correcta.

La pelvis es el bloque más importante y debe colocarse correctamente; solo así el movimiento de la pelvis generará el movimiento del tronco, como una reacción en cadena, similar a un sistema de engranaje (fig. 28). Cuando la pelvis pierde el equilibrio el tronco se vuelve más inestable y hay que sujetarse con las piernas, lo que conlleva una mayor tensión muscular que limitara la movilidad de la pelvis.

La estimulación propioceptiva lograda con una correcta posición montada permite el aprendizaje y consolidación de patrones de movimiento, mientras se favorece la regulación del tono muscular.

Fig. 28- Fenómeno de la rueda dentada: en forma de engranaje de pelvis a región cefálica, la anteversión facilitará la formación de las curvaturas lordótica lumbar y cervical. La retroversión con flexión de cadera favorecerá una "C" dorsolumbar.

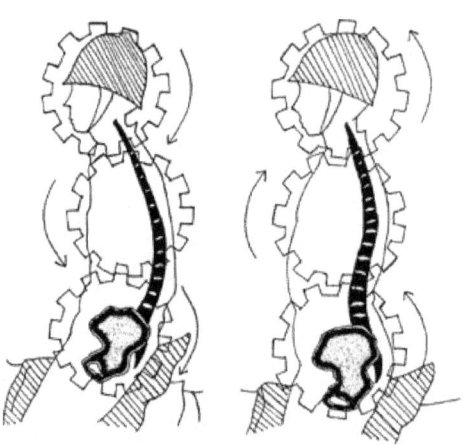

Una variante del asiento profundo es el **asiento en flexión**, lo cual resulta en una línea curva al cambio de dirección, se requiere flexibilidad del caballo: El caballo induce el asiento en flexión en el jinete y viceversa dando ejemplo de una buena adaptación en el binomio jinete-caballo.

Al sumarse el estímulo de la fuerza centrífuga se estimulan cadenas cruzadas rotacionales (fig. 6) para mantener el cuerpo en la base de sustentación (véase: *respuestas tipo B*, véase: *reacciones de equilibrio*) (figura 29).

Fig. 29. Asiento en flexión, un ejemplo más del binomio caballo-jinete.

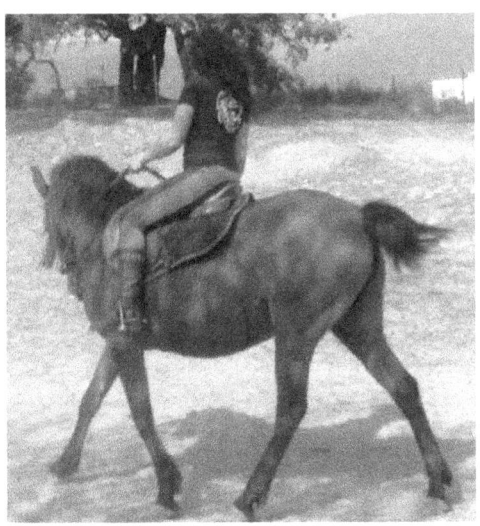

Las ventajas biomecánicas del asiento profundo en flexión es la disociación rotacional entre cintura pélvica y cintura escapular, así como la estimulación de las cadenas cinéticas cruzadas anteriores y posteriores (fig. 6).

El asiento ligero: es denominado también como asiento de suspensión y utilizado en algunas disciplinas ecuestres. La biomecánica es completamente diferente a la del asiento profundo, en esta posición las referencias son diferentes. Cruza el tórax del jinete, formando una línea vertical imaginaria que continua y atraviesa entre la rodilla (atrás) y el tobillo (delante), se requiere de estribos de tal manera que el talón es la parte baja del jinete adquiere una inclinación anterior del tronco desde la cadera como pivote en mayor o menor grado (Fig. 30).

El peso del jinete se reparte entre las rodillas y tobillo-pie. El grado de la inclinación del tronco en el caso de la equinoterapia va a depender del objetivo terapéutico.

Fig. 30. Asiento ligero con cargas de peso sobre miembros pélvicos y mayor acción de los músculos anti gravitatorios.

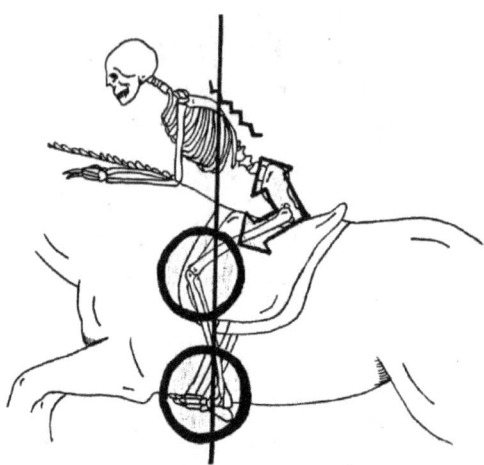

Dentro de los beneficios de esta monta es el fortalecimiento de los músculos paravertebrales, glúteos, cuádriceps, extensores de tobillo-pie, así como estiramientos de gastrocnemios en una combinación entre el movimiento y la estabilización en un fenómeno de amortiguación.

Para algunos autores esta solo indicado en la monta terapéutica, pero se puede utilizar la suspensión ligera de menor a mayores grados en la monta gemela para el manejo terapéutico de patrones flexores y extensores de caderas (psoas-iliacus y glúteos), con el apoyo en los estribos se facilita el estiramiento sobre gastrocnemios.

Durante la marcha humana en la fase de contacto inicial con el talón se puede favorecer con lo antes mencionado, además de que se van a favorecer las reacciones de enderezamiento.

El terapeuta puede facilitar los patrones de flexión y extensión sobre la pelvis con una toma manual, con su pulgar sobre la espina iliaca posterosuperior de la pelvis se facilita la extensión y con los dedos 2 a 5 en las espinas iliacas anterosuperior se presionará para favorecer la flexión de la pelvis (fig. 31).

Fig. 31. Reflejo pélvico actuando sobre el cuerpo (fenómeno de rueda dentada). Se toma la pelvis con los pulgares en las crestas iliacas posterosuperiores y el resto en espina iliacas anterosuperiores. Se realiza una presión hacia los glúteos para que a través de su contracción se facilite la extensión y una retroversión de caderas.

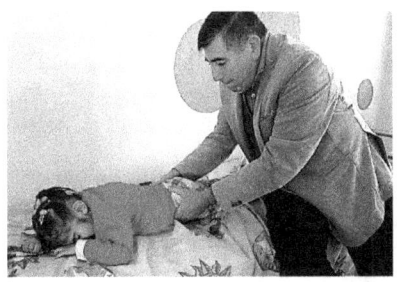 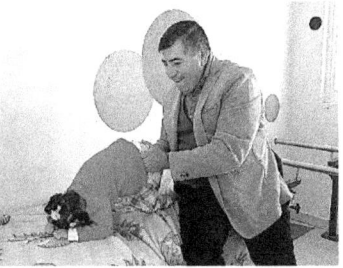

En la monta gemela a horcajadas, el asiento es profundo del jinete y del paciente, el terapeuta se coloca detrás del paciente para proporcionar una alineación adecuada y estabilizar cabeza-tronco.

Esta estabilización facilita la inhibición de los reflejos patológicos de tallo cerebral (suprasegmentarios) y la disminución del tono muscular o hipertonía (segmentarios), la trasmisión adecuada del ritmo lumbopélvico favorecerá la transmisión de impulsos y la sensopercepción de la marcha.

A continuación, se muestran las diferentes posturas del paciente en el caballo y que son utilizadas en la equinoterapia. (cuadro1). Algunas con mayor ventaja que otras en correlación a la obtención de los principios terapéuticos con el caballo.

Cuadro 5. Posturas del jinete sobre el caballo en equinoterapia.

A

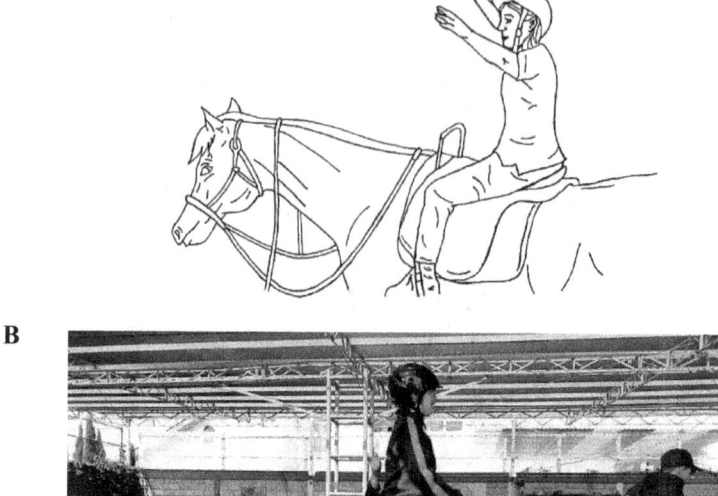

B

Asiento profundo a horcajadas, vista al frente.

Se refuerzan las estimulaciones sensoriales como reacciones ópticas, laberínticas y de cuello que alinean la cabeza sobre el cuerpo. El asiento profundo facilita la transmisión de los impulsos y el desplazamiento del centro de gravedad en forma tridimensional.

A) Con elevación de miembros torácicos elevando el centro de gravedad y despertando reacciones de tono muscular postural para mantener el equilibrio, con estribos.

B) Con toma de riendas. El auxiliar realiza una estimulación a través de presión a los paravertebrales. No hay estribo y se observa la tendencia a bajar la punta del pie (equino).

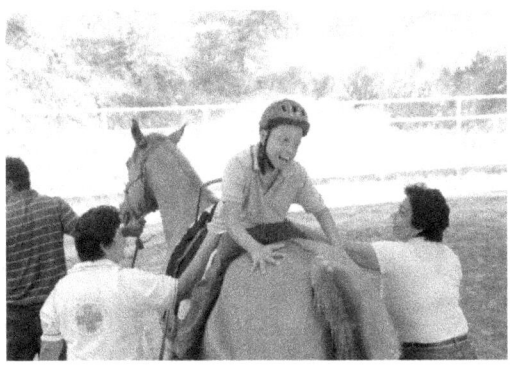

A horcajadas, vista posterior. Es una postura que aporta nuevas sensaciones, así como una nueva percepción, se realiza estimulación de cadenas rectas posteriores y estiramientos de aductores de caderas, se pueden favorecer las estimulaciones con calor y vibratoria al apoyar las manos.

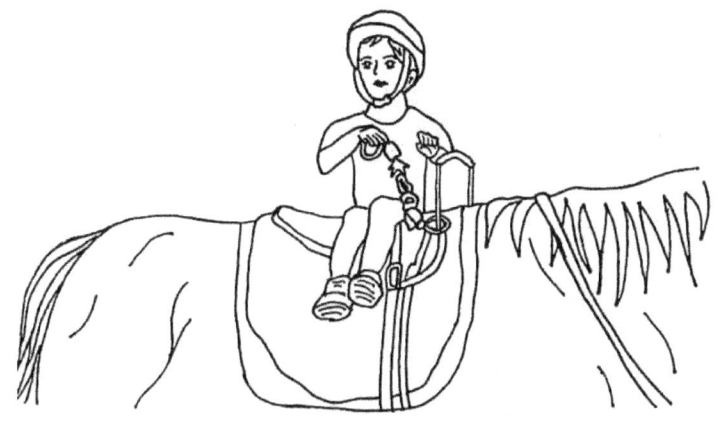

Sentado de lado (sugerida de ambos lados). Es una posición inestable, permite las transferencias de peso y reacciones de defensa laterales, está contraindicado en el predominio de un patrón extensor (laberintico) para de esta manera evitar caídas hacia atrás.

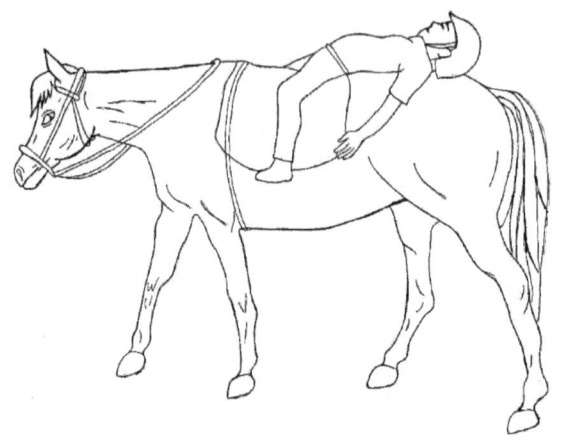

Decúbito dorsal o supino hacia la grupa.

Es una posición que puede facilitar los estiramientos de las caderas. Para su realización hay que tener en cuenta la longitud del dorso del caballo y la talla del paciente, ya que se puede producir una hiperlordosis lumbar (por estiramientos de los músculos psoas) y favorecer el patrón extensor (laberíntico), en este caso se debe controlar la flexión de las rodillas.

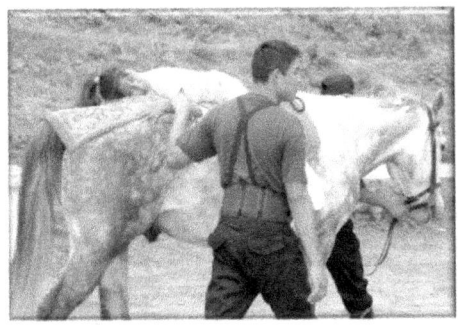

Decúbito prono sobre la grupa.

Es una postura de adaptación y relajante con una mayor estimulación táctil. Se favorece los estiramientos de los paravertebrales, se puede favorecer un patrón de extensión con reacciones de enderezamiento con control de cuello y llevarse hasta los apoyos. Se realizan estiramientos de los aductores de caderas.

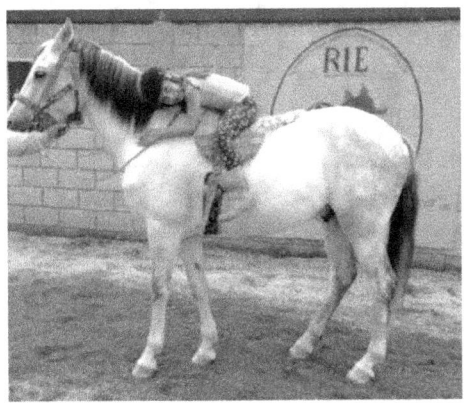

Decúbito prono sobre el cuello:

Puede ser incómodo según la cruz del caballo, se debe realizar una adaptación pasiva al caballo. Se favorece estiramiento de aductores y la estimulación sensorial sobre ambas manos.

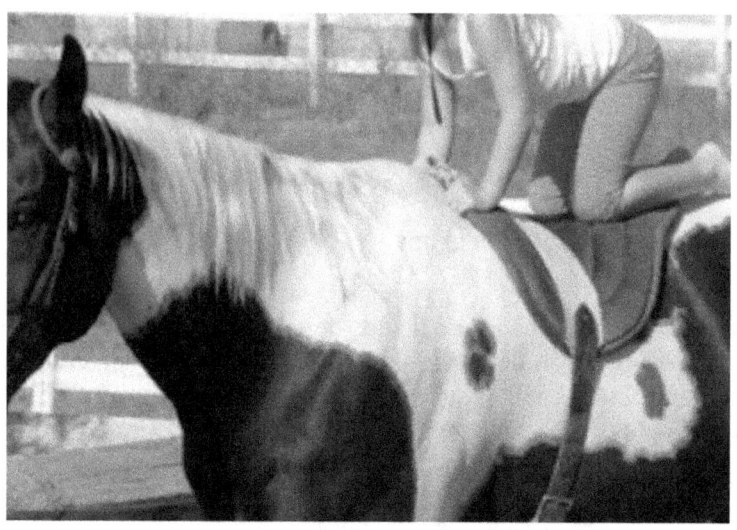

Posición de gateo cuatro puntos. Estimula las reacciones de enderezamiento y equilibrio de cerebro medio y corteza, se facilita la propiocepción corporal y la estabilidad de la cintura escapular y pélvica.

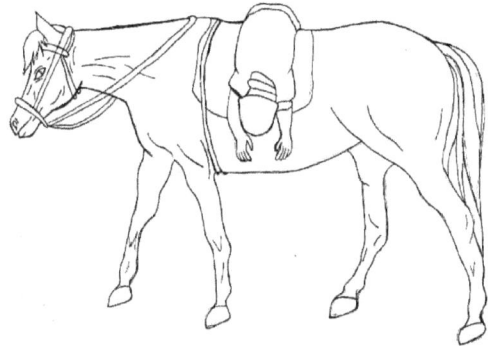

Decúbito ventral (prono) perpendicular al dorso. Es una postura que puede ser incómoda debido que la cabeza queda hacia abajo atraída por la gravedad, así como las extremidades superiores. Es menos recomendable para personas adultas o muy altas. No es recomendable en paciente con hidrocefalia, válvula de derivación o con problemas cardiorrespiratorios, sondas y reflujo gastroesofágico.

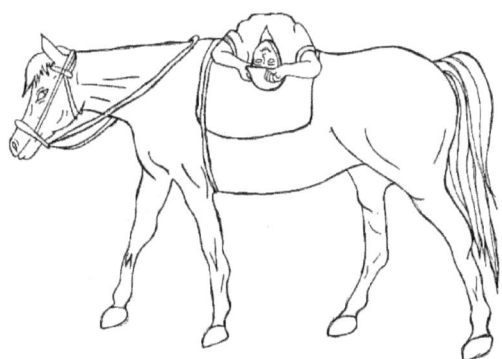

Decúbito dorsal (supino) perpendicular al dorso. Un mayor estiramiento sobre las cadenas musculares rectas anteriores, la atracción de la gravedad puede disminuir tono muscular en las extremidades superiores e inferiores, se puede favorecer el pie equino.

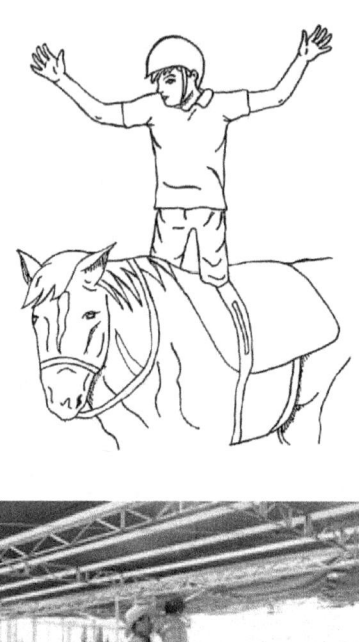

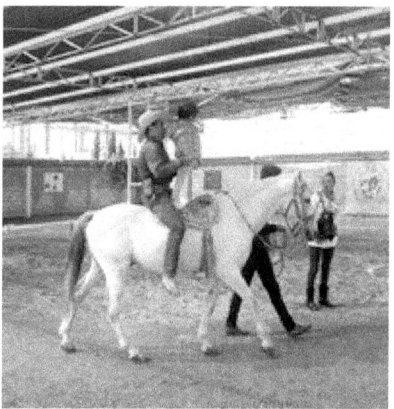

Hincado y bipedestación. Se estimulan reacciones de equilibrio en hincado y bipedestación que favorece respuestas musculares. Se exige las máximas reacciones de equilibrio de la corteza cerebral.

Una buena adaptación biomecánica en el binomio caballo-jinete es cuando se obtiene la mayor ventaja desde el punto de vista de la física en la transmisión de los impulsos rítmicos. En la mayor ventaja se tendrá una transmisión de los impulsos rítmicos que serán en un rango de 90 a 110 por minuto en el aire del paso del caballo.

La transmisión de los impulsos ocasionará contracciones combinadas de músculos de tipo isométrica e isotónica, así como concéntricas y excéntricas (trabajo pesado y trabajo ligero) sobre agonistas y antagonistas de una manera rítmica siendo la base de ello la pelvis en sus movimientos tridimensionales y subir por la columna repercutiendo en extremidades superiores, inferiores en encéfalo y caja torácica (fig. 32, 33 y 34).

La continua transmisión de impulsos rítmicos requiere de gasto de energía con eliminación de calor por la contracción muscular, por lo que se determinan terapias de 30 minutos para evitar fatigas de grupos musculares, y por lo anteriormente señalado se contraindican en distrofias musculares en las que se pueden destruir las fibras musculares.

Se pueden combinar los tipos de asiento, las posturas y el aire del caballo en una sola sesión de equinoterapia.

Fig. 32. A) El apoyo sobre el isquión izquierdo con mayor contacto del hemicuerpo izquierdo (estabiliza) con flexión lateral predominantemente en columna dorsal, el centro de gravedad se desplaza a la izquierda. B) El apoyo sobre el isquión derecho con mayor contacto del hemicuerpo derecho (estabiliza) con flexión lateral predominantemente en columna dorsal, el centro de gravedad se desplaza a la derecha.

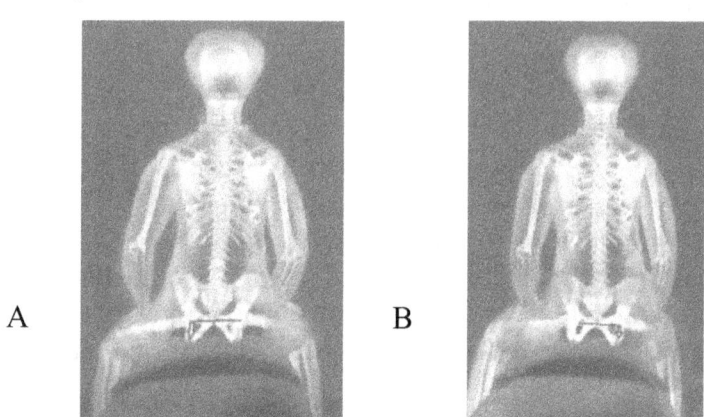

A   B

Fig. 33. A) El apoyo sobre ambos isquiones se transmite en forma caudo-cefálico con rectificaciones de la columna lumbar y cervical, el centro de gravedad se sube.

B) El desplazamiento de la transmisión de impulsos es céfalo-caudal aumentando la lordosis lumbar y cervical, el centro de gravedad baja.

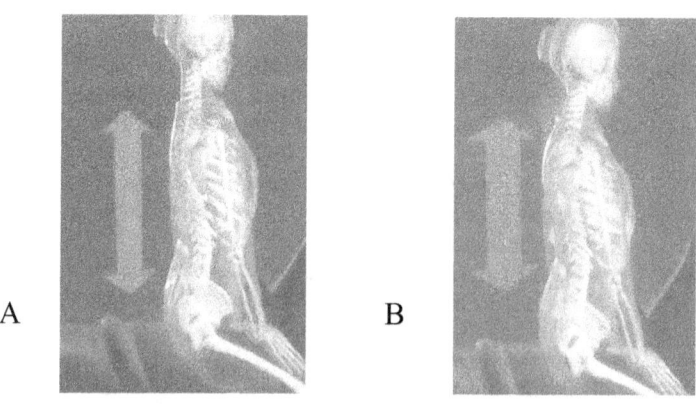

A   B

Fig. 34. A) El desplazamiento de la pelvis en sentido anterior sobre ambos isquiones, el centro de gravedad hacia adelante

B) El desplazamiento de la pelvis en sentido posterior sobre ambos isquiones, el centro de gravedad hacia atrás.

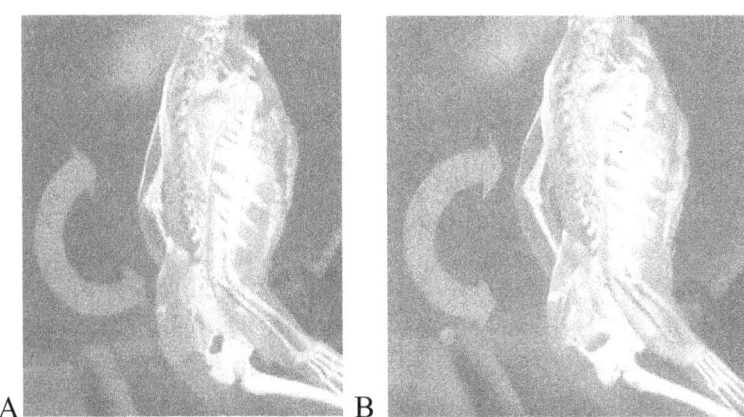

A   B

En la adaptación biomecánica el desplazamiento del centro de gravedad se realiza en forma tridimensional tanto del caballo como del cuerpo humano y se desplaza de atrás a delante, de izquierda a derecha y de arriba hacia abajo (movimiento helicoidal figs. 30, 31 y 32).

Este es el desplazamiento en el hombre que realiza la marcha de forma normal. También es una buena opción para realizar engramas motores que determinarán el patrón de marcha en los niños con discapacidad motora que no han tenido esa sensación tridimensional de la marcha del caballo.

En los adultos ante un daño neurológico favorecen la evocación de engramas motores. Ambos en la habilitación o en la rehabilitación favorecen nuevas redes neuronales e intersistemas favoreciendo la plasticidad cerebral.

El desplazamiento tridimensional del centro de la gravedad en el ser humano lo encontramos en un gateo y en la marcha experiencia sensoperceptual que se obtienen como beneficios del caballo.

Las caderas del paciente en la equinoterapia deben estar en las mejores condiciones biomecánicas ya que las transmisiones de los impulsos pueden ser inadecuados si existe patología musculoesquelética como luxación de caderas congénita o paralítica.

La columna vertebral transmite los impulsos rítmicos hacia el encéfalo por eso debe tener una buena alineación para que sea armoniosa y sin complicaciones musculoesqueléticas.

La pelvis ha sido identificada como la parte más importante del jinete por ser la base de donde se transmiten los impulsos rítmicos que trae consigo una activación musculoesquelética.

El paso del caballo también produce una disociación entre la cintura pélvica y escapular. Las características armónicas de la dinámica del paso del caballo implican la utilización de una gran variedad de musculatura, activando las cadenas musculares cruzadas, requiriendo una gran implicación muscular y facilitando el fortalecimiento de los músculos antigravitatorios.

Otros aspectos de interés biomecánico y cinesiológico que se puede utilizar como parámetros en la intervención terapéutica son:

- **Ritmo:** este se encuentra implícito en la locomoción del caballo y su frecuencia, además está relacionado con la velocidad.
- **Velocidad:** puede estar influida por las características del caballo. La velocidad media de un caballo de alzada media es de 1.46 m/s. siendo el paso el aire más

utilizado en la hipoterapia, se puede hacer distinción entre paso lento y paso rápido.

Según Queralt, un paso lento presenta una frecuencia de paso de 41.96 pasos/min (DS: 0.88), mientras que el paso rápido un promedio de frecuencia de paso de 54.30 pasos/min (DS: 1.19). El aumento en la frecuencia de la transmisión de los impulsos está relacionado con el efecto estimulante sobre el tono muscular.

- **Aceleraciones y desaceleraciones.** En la secuencia del paso se van produciendo aceleraciones y desaceleraciones que se pueden modificar con la amplitud del paso y la velocidad.

  La parada (alto) y el arranque son los elementos principales con los que se pueden incrementar las aceleraciones (arranque) y desaceleraciones (parada). Con estas se consigue una mayor activación del sistema vestibular lo que implica reacciones en las cadenas musculares.

  En el arranque las cadenas musculares anteriores presentan una contracción concéntrica y las cadenas posteriores una contracción excéntrica.

  En la parada (alto) las cadenas musculares posteriores presentan una contracción concéntrica y las cadenas musculares anteriores contracciones excéntricas

  Estas reacciones se pueden intensificar en su efecto con la intensidad que se realicen y con la eliminación de estímulos visuales o auditivos ante su ejecución.

- **Cambios de dirección.** Los cambios en la dirección y la flexión lateral del caballo (asiento profundo) amplían los movimientos en diagonal (cadenas musculares cruzadas) que se pueden conseguir con figuras en la pista que van desde círculos, en ocho, serpentinas y zig-zag. Hay que definir adecuadamente en la patología del paciente si las vueltas son a la derecha o a la izquierda dependiendo de la patología. Es de interés en los pacientes hemipléjicos y con escoliosis.

- **Estimulación simétrica o asimétrica:** se refiere a si ambas partes del cuerpo reciben el mismo estímulo o estimulo diferente.

  El trabajo en línea recta favorece las contracciones de cadenas musculares rectas (simétrico) y el trabajo en círculo las cadenas oblicuas (asimétrico).

  Cuando se realizan círculos se recibe una estimulación adicional debido a la fuerza centrífuga, lo cual causa la transferencia del peso del jinete y por tanto una variación de la carga de la pelvis. Esta situación fuerza al paciente a activarse y responder en sentido opuesto a la fuerza centrífuga para no caerse hacia afuera. La pelvis del jinete y del caballo se mueven ambas en paralelo.

  La cintura escapular se mueve en disociación. De esta manera el paciente se pone a compensar y activar las transferencias de peso, estimulando reacciones de enderezamiento y equilibrio.

Cada una de estas características a manejar aporta unas reacciones al jinete que son las utilizadas terapéuticamente según las necesidades de cada persona. La postura adecuada y la adaptación biomecánica jinete-caballo facilita la transmisión de los impulsos rítmicos que es un principio básico en la equinoterapia. A todo ello se pueden añadir ejercicios de las extremidades con múltiples posibilidades según los objetivos que se quieran conseguir.

LOS NIVELES DE MADURACIÓN DEL SISTEMA NERVIOSO CENTRAL Y SUS APLICACIONES EN LA EQUINOTERAPIA.

El desarrollo humano es un concepto funcional que nos habla de habilidades y destrezas.

El sentido del desarrollo determinadas por Arnold Gessel son:

- Céfalo-caudal.
- Próximo-distal.
- Ventro-dorsal.

Con lo anteriormente señalado podemos establecer una secuencia terapéutica y asimismo una evaluación continua de los resultados en la equinoterapia.

La maduración es un concepto funcional e integral y puede valorarse en el caso específico del sistema nervioso central a través de reflejos y reacciones que se manifiestan según el nivel de maduración.

El sentido de maduración del sistema nervioso central va de médula espinal a corteza (caudal-cefálico fig. 35). Los niveles de maduración a considerar son:

- Médula espinal.
- Tallo cerebral.
- Mesencéfalo o cerebro medio.
- Corteza.

La maduración del sistema nervioso central determina y modifica el desarrollo, sus etapas son secuenciales.

Fig. 35. Representación esquemática de los niveles de maduración del sistema nervioso central y las intervenciones terapéuticas: médula espinal, tallo cerebral, cerebro medio y corteza cerebral.

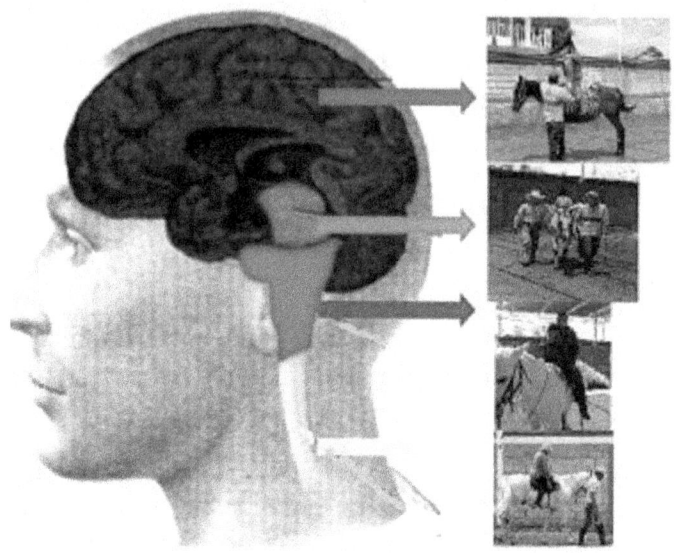

Médula espinal

Las intervenciones terapéuticas de este nivel consisten en realizar las movilizaciones y estiramientos de los músculos que lo requieran ya sea en flexo-extensión, abducción-aducción o en rotaciones externa o interna.

Los reflejos de médula espinal son: miotático o de estiramientos, de triple flexión el cual activa cadenas flexoras del mismo lado del estímulo y cadenas extensoras que son contralaterales al estímulo proporcionado. Otros reflejos que considerar y de mucha importancia terapéutica son la inhibición reciproca que se da al facilitar al movimiento a través de los estímulos proporcionados a los músculos agonistas y la cocontracción con su acción estabilizadora por los estímulos proporcionados sincrónicamente a los músculos agonistas y antagonistas (fig. 3).

Los movimientos musculares que se realizan con el control de médula espinal pueden ser facilitados por el equinoterapeuta proporcionando los estímulos adecuados para facilitar el movimiento o la estabilidad, lo anterior dará mayor seguridad al paciente en la terapéutica. (fig. 2).

El tono muscular va a determinar el grado y calidad de movimiento que se realiza y para facilitarlo se deberá intentar llevar a un punto más cercano a lo normal (eutonía) que es el que permite realizar un movimiento lo más adecuado posible. El tono muscular ve desde la *hipotonía* (bajo) a *hipertonía* (alto), los dos interfieren a mayor grado con el movimiento conforme se alejan del tono normal (fig. 19). Lo anterior es importante a considerar en la selección del aire del caballo y la posición del paciente durante la equinoterapia.

Las movilizaciones se pueden realizar de forma pasiva, activa asistida, en forma activa y activa resistida, se deben conocer cada una ellas.

- **Movilización pasiva**: la que realiza el equinoterapeuta actuando sobre el paciente.
- **Movilización activa-asistida:** la que realiza el paciente con la guía del equinoterapeuta dándole estabilización, dirección o estimulando el movimiento. El reforzamiento positivo va a ser una herramienta importante en esta movilización.
- **Movilización activa:** cuando el movimiento lo realiza el paciente sin apoyo del equinoterapeuta pero aún siguen siendo importante los reforzamiento positivos que se utilizarán para corregir alteraciones de dirección.
- **Movilizaciones activas resistidas:** las acciones de resistidas pueden ir desde que se realice el movimiento en contra de la gravedad o con resistencia manual proporcionada por el equinoterapeuta con el objetivo

de aumentar el reclutamiento de las unidades motoras del músculo logrando mayor fuerza.

- **Movimientos condicionados:** estos movimientos se pueden considerar que son automáticos y que pueden ser obtenidos fácilmente por algún objeto condicionante (técnica Pavloviana adaptada), en este aspecto el caballo se convierte en el principal condicionante, aunque se pueden utilizar objetos como son los juguetes así como también el sonido y la música.

Las intervenciones terapéuticas de este nivel de maduración se resumen en el cuadro 6.

Cuadro 6. Intervenciones a nivel de la médula espinal.

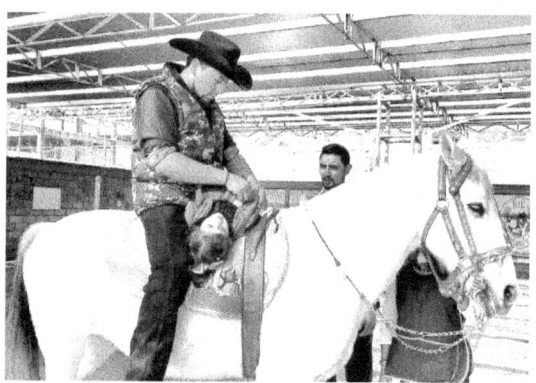

Técnica: Monta gemela en alto o al paso.

Neurofacilitación: En decúbito dorsal (supino), la postura facilita estiramientos de cadenas rectas anteriores y posteriores. La atracción hacia el centro de gravedad de cabeza, cintura escapular y miembros pélvicos facilita la relajación muscular. Se realizan movilizaciones de segmento corporal en forma pasiva logrando reeducación muscular y estiramientos de músculos que se integran en diferentes niveles de los segmentos medulares.

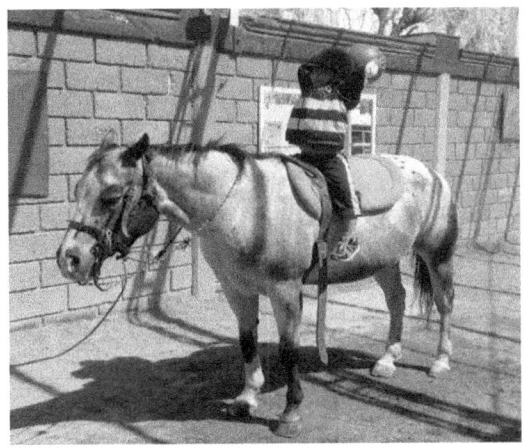

Técnica: Asiento profundo a horcajadas, caballo en alto o al paso.

Neurofacilitación: Las movilizaciones se pueden realizar en forma activa y en muchos casos se pueden realizar en forma condicionada. Podemos condicionar con una serie de elementos como lo son música, juguetes y los reforzamientos positivos pueden ser verbales proporcionados por el terapeuta.

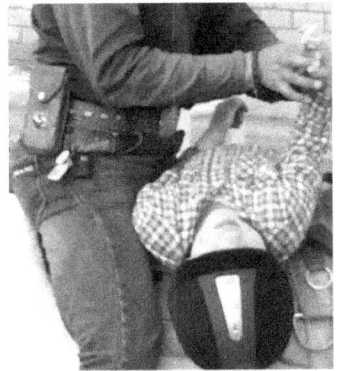

Técnica: Monta gemela, en alto o al paso.

Neurofacilitación: En decúbito dorsal o supino con cabeza a la línea media se realizan las movilizaciones que pueden ser en forma pasiva o activa asistida. Las movilizaciones pueden ser en combinación con planos y ejes para favorecer los estiramientos y la propiocepción muscular la cual se integran a nivel de médula espinal.

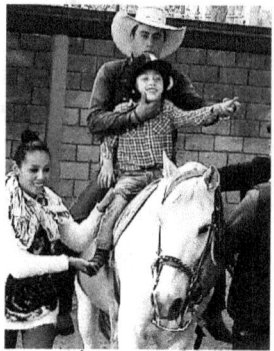

Técnica: Monta gemela con asiento profundo, caballo al paso y guiado. Participación de auxiliares.

Neurofacilitación: Se lleva cabeza a la línea media para estabilizar y se realizan movilizaciones en forma pasiva o activa asistida. Las extremidades inferiores con flexión de caderas, rodillas y tobillos a la neutra evitando el equino. La toma de muslo del auxiliar facilita la estabilidad. Se favorece adecuadamente la transmisión de impulsos rítmicos del caballo al paciente que se trasmiten por la columna en forma ascendente desde la pelvis y así llegar a las extremidades.

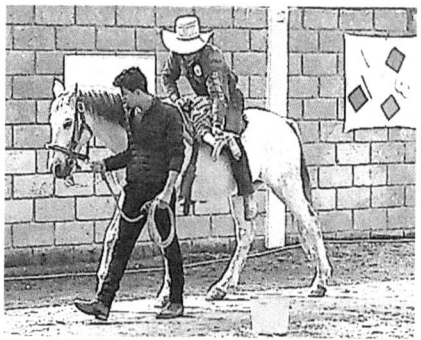

Técnica: Monta gemela, caballo al paso y guiado. Participación de auxiliar

Neurofacilitación: La postura de decúbito ventral o prona facilita los estiramientos predominantemente de cadenas rectas posteriores. A la estimulación se le suma la estimulación sensorial controlada con texturas las cuales tienen efectos que se potencializan con las respuestas musculares tónicas y fásicas. Las texturas proporcionan una estimulación sobre exteroreceptores que van a médula espinal en donde se integran.

TALLO CEREBRAL

En este nivel existen los reflejos que se deben inhibir o integrar para que puedan aparecer las reacciones de enderezamiento y equilibrio necesarias para la incorporación del paciente venciendo la gravedad.

Reflejos tónicos de cuello.

- *Reflejos tónicos asimétricos de cuello* que se obtienen al movilizar la cabeza a la derecha o a la izquierda.
- *Reflejos tónicos simétricos de cuello* que se obtienen al movilizar la cabeza en flexión o extensión.

Reflejos tónicos laberinticos.

- *Reflejos tónicos laberinticos en extensión* que se obtienen al posicionar el cuerpo y tienen un predominio extensor.
- *Reflejos tónicos laberinticos en flexión* que se obtienen al posicionar el cuerpo y tienen un predominio flexor.
- *Reflejos tónicos laberinticos* que se obtienen al posicionar el cuerpo de lado derecho o izquierdo, en las extremidades de arriba (brazo y pierna) predomina la flexión y en las extremidades que quedan debajo (brazo y pierna) predomina un tono extensor.

La posición de cuello y cabeza en relación el cuerpo tiende a manifestar movimientos asimétricos por los cambios de tono muscular.

El enfoque terapéutico en este nivel es facilitar la inhibición de estos reflejos e integrarlos a niveles superiores como es mesencéfalo y corteza para que las reacciones de enderezamiento y de equilibrio permitan al paciente incorporarse y controlar sus movimientos.

El caballo en su principio terapéutico de transmisión de impulsos y en sus diferentes aires puede proporcionar una herramienta adecuada para inhibir los reflejos patológicos de tallo.

Al colocar al paciente en decúbitos sobre el lomo del caballo en horizontal o perpendicular hay que buscar siempre la línea media corporal del paciente, se puede utilizar el aire del caballo al paso para favorecer la relajación, la gravedad actúa sobre cabeza, cintura escapular, miembros torácicos, sobre pelvis y extremidades inferiores. El calor es otro principio terapéutico que se puede utilizar en estas posiciones al estar en contacto con el caballo los músculos paravertebrales (cadenas posteriores) o pectorales y abdominales (cadenas anteriores).

La maniobra de estabilización cabeza-tronco lleva a la línea media la cabeza y el cuello en relación con el tronco, es la técnica primordial que facilita la inhibición de reflejos de tallo cerebral. Esto se logra por el principio de la transmisión de impulsos que van de pelvis a región cefálica los cuales tienen efectos de estimulación cerebral, favorece una adecuada distribución del tono muscular axial para distribuirse posteriormente a las extremidades (fig. 36).

La técnica del equinoterapeuta debe ser lo más depurada posible para favorecer la alineación, toma manual sobre la mandíbula con ligera tracción en una adecuada alineación, apoyo sobre la caja torácica con la mano contraria estabilizar e ir liberando paulatinamente al paciente para conservar la auto-estabilización de cabeza y tronco.

Otra forma de favorecer la inhibición e integración de los reflejos de tallo es realizar movimientos de miembros torácicos de la línea media hacia afuera (céfalo a caudal de cabeza a tronco y en las extremidades de proximal a distal).

Lo anterior además de facilitar la integración de reflejos de tallo distribuye el tono muscular de la línea media a distal.

Fig. 36 Estabilización cabeza-tronco, la cual actúa sobre reflejos tónicos posturales utilizando el principio de trasmisión de impulsos.

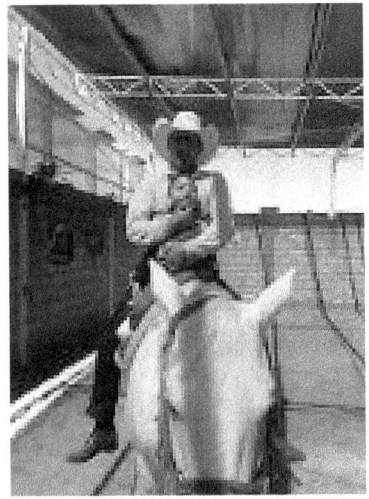 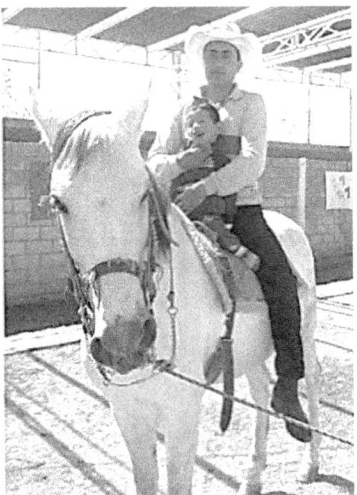

La inhibición de los reflejos de tallo tiene un valor pronóstico lo cual significa que ante su persistencia no aparecerán las reacciones de enderezamiento ni las de equilibrio y pueden ocasionar complicaciones musculoesqueléticas como son contracturas, deformidades y ocasionar luxaciones de caderas.

Las intervenciones terapéuticas a nivel de tallo se resumen en el cuadro 7.

Cuadro 7. Intervención a nivel de tallo cerebral.

Técnica: Monta gemela, caballo al paso, auxiliar.

Neurofacilitación: Técnica de inhibición de reflejos de tallo: de cuello y laberínticos cuando existe un predominio de un patrón extensor. En decúbito ventral o prono, la cabeza se lleva en la línea media, los miembros superiores en rotación externa, manos al cuerpo del caballo para relajarlas por medio de la gravedad y el calor. Las extremidades inferiores en flexión de caderas para favorecer la relajación de las extremidades inferiores por la graveda

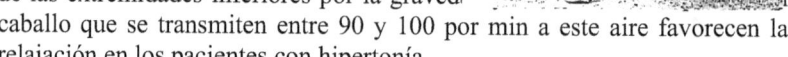

caballo que se transmiten entre 90 y 100 por min a este aire favorecen la relajación en los pacientes con hipertonía.

Técnica: Monta gemela, caballo al paso.

Neurofacilitación: técnica de inhibición de reflejos de tallo cerebral: de cuello y laberínticas cuando existe un predominio flexor, se posiciona al paciente en decúbito dorsal o supino, se lleva la cabeza a la línea media con flexión de las extremidades superiores hacia la línea media, esto favorece la integración de los reflejos tónicos simétricos y asimétricos de cuello y la distribución de tono muscular facilitado por manejo de tex

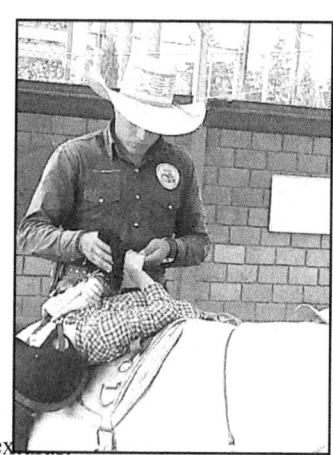

Técnica: Monta gemela, caballo al paso guiado con participación de auxiliares.

Neurofacilitación: en la posición de inhibición de reflejos en decúbito prono o ventral; es importante favorecer la relajación de la mano espástica a través del calor del caballo. Obsérvese el apoyo del auxiliar.

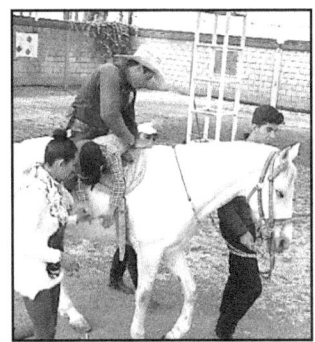

Técnica: Monta gemela, asiento profundo caballo al paso y guiado con participación de auxiliares.

Neurofacilitación: La toma del paciente es importante y orientada a los objetivos que se persiguen para lograr una adecuada transmisión de los impulsos rítmicos, estabilización cabeza y tronco e inhibición de los reflejos de tallo cerebral. Obsérvese la toma sobre ambos antebrazos sin una técnica adecuada. *No se obtendrán de esta forma la inhibición de reflejos.*

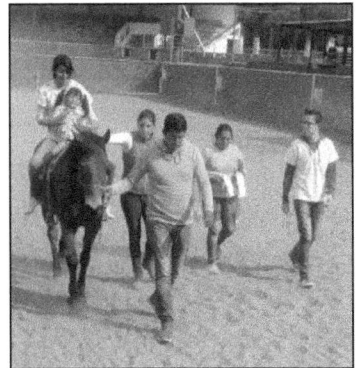

Técnica: Monta gemela caballo al paso, guiado con participación de auxiliares.

Neurofacilitación: Técnica de inhibición de reflejos de tallo: de cuello y laberínticas cuando predominan con un patrón en flexión: se posiciona al paciente con la cabeza en la línea media, las extremidades superiores en flexión hacia la línea media, las extremidades inferiores se llevan en extensión. El auxiliar lleva los tobillos a la neutra para favorecer la relajación y evitar el equino.

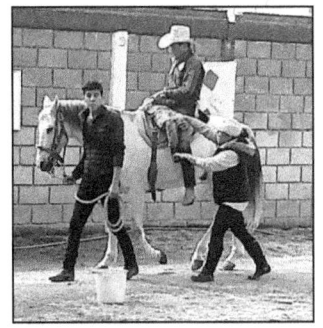

Técnica: Monta gemela, asiento profundo en alto o al paso, caballo guiado con participación de auxiliares.

Neurofacilitación: La técnica de alienación en monta gemela céfalo-caudal: cabeza alineada a la línea media, evitar la flexión o extensión excesiva de la cabeza (reacciones laberínticas) fijar tronco, flexión de cadera rodilla y alineación a la neutra de tobillos. Se favorecerá la estabilización cabeza-tronco, la inhibición de reflejos de tallo cerebral, los de cuello y laberínticos. Se favorecerá la transmisión de impulsos rítmicos del caballo a través de la 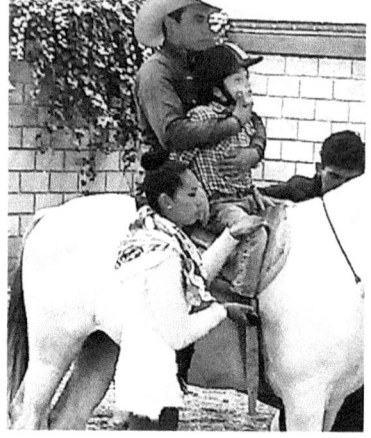 pelvis hacia la columna y a las extremidades. La transmisión de los impulsos rítmicos al paso lento de 90 a 100 por minutos favorecerá la relajación e integración de los reflejos a niveles superiores.

REFLEJOS DE MESENCÉFALO O CEREBRO MEDIO

Las reacciones de cerebro medio van a permitir enderezarnos y conservar una postura contra la gravedad: son 5 las reacciones de enderezamiento que mencionaremos a continuación:

1.- Ópticas.
2.- Laberínticas.
3.- Control de cuello.
4.- Cabeza sobre cuerpo.
5.- Cuerpo sobre cuerpo.

1.- Las reacciones ópticas son el contacto y el seguimiento visual, para lograrlo automáticamente se debe estabilizar el cuello o combinarlo con el movimiento. Estas reacciones se estimulan guiando la atención en un objeto (contacto visual), posteriormente se mueve el objeto o al paciente estableciendo de esta manera un seguimiento (*síguelo o no lo pierdas de vista*). El terapeuta podrá señalar donde establecer el contacto visual cerca como entre las orejas del caballo o a lo lejos en un objeto especifico que se encuentre a cierta distancia, de esta manera se estimula la acción óptica del cerca y lejos. La posición más adecuada para facilitar las reacciones ópticas es la monta gemela a horcajadas o en la monta terapéutica. Estas reacciones facilitan y potencializan la estabilización cabeza-tronco y las reacciones de enderezamiento.

2.- *Las reacciones laberínticas* mantienen la alineación cabeza en relación con el cuerpo, esto se logra por laberintos que se encuentran en el oído interno y que ubican al cuerpo en el espacio al colocarlo en diferentes posturas. El equinoterapeuta puede realizar diferentes figuras en la pista y las reacciones laberínticas favorecerán el mantener la alineación corporal del paciente. Las reacciones laberínticas viajan al cerebro por la rama vestibular del oído interno, pero en este mismo nervio (octavo par craneal) viaja al cerebro la rama coclear que se encarga de la audición de tal manera que los sonidos en todas sus variantes o la voz del terapeuta se van a convertir en un reforzador excelente de estas reacciones (*alinéate, ponte derecho, levanta los brazos, etc.*)

3.- *El control de cuello* actúa al colocar al paciente en diferentes posturas y en cada una de ellas los músculos del cuello estabilizarán la cabeza en alienación con el cuerpo venciendo la gravedad. Una prueba clásica para valorar esto es la prueba de tracción.

4.- *La reacción de cabeza sobre cuerpo* se obtiene al girar la cabeza (1), el cuerpo sigue la misma dirección en forma de bloque, es decir la cintura escapular y pélvica en forma sincrónica y sin disociación (2).

5.- *Las reacciones de cuerpo sobre cuerpo* al girar la cabeza (1), el cuerpo sigue la misma dirección en forma disociada, es decir primero la cintura escapular (2), y posteriormente la cintura pélvica (3), esto es en forma disociada.

En estas reacciones podemos señalar una variante, la cual se obtiene al girar la pelvis y posteriormente gira la cintura escapular y la cabeza. Estas reacciones son estimuladas en la monta en el asiento profundo en flexión en la que el binomio caballo-jinete induce este movimiento en forma conjunta y natural. Esto se observa en la intervención terapéutica de la persona con hemiplejia, cuando se realiza la flexión del caballo hacia el lado contrario al del hemicuerpo afectado.

Las reacciones de enderezamiento se deben facilitar en una manera sistematizada, con la secuencia que estamos comentando, ópticas, laberínticas y de cuello, las cuales actúan de una manera integrada, las de cabeza sobre cuerpo o cuerpo sobre cuerpo son estimuladas posteriormente. Lo anterior también va depender de la patología de nuestro paciente, de tal manera que debemos de considerar las reacciones con las que contamos, un ejemplo clásico a mencionar, para ubicarnos en este contexto, es cuando no contamos con las reacciones ópticas como es en el caso del paciente con ceguera total bilateral (invidente), en este caso se tendrán que sobre-estimular las demás reacciones que envían información al cerebro y que nos van a ubicar el cuerpo del paciente en el espacio, es decir las laberínticas, las de control de cuello y las de cabeza, actuando sobre el resto del cuerpo. El caballo se convierte en una herramienta que nos favorece todas estas estimulaciones y hay ejemplos de niños ciegos que llegan hasta monta terapéutica o deportiva.

Las reacciones de enderezamiento se pueden estimular o reforzar en la hipoterapia pasiva y activa, en la monta gemela, en el volteo y en la monta terapéutica.

Las intervenciones terapéuticas a nivel de cerebro medio se resumen en el cuadro 8.

Técnica: Monta gemela, asiento profundo en flexión caballo al paso.

Neurofacilitación: Caballo con flexión a la izquierda obsérvese la adaptación biomecánica con el caballo, el paciente gira cabeza (1), cintura escapular (2), en una evidente estimulación a nivel del cerebro medio en que el cuerpo sigue a la cabeza (reacciones de cabeza sobre cuerpo).

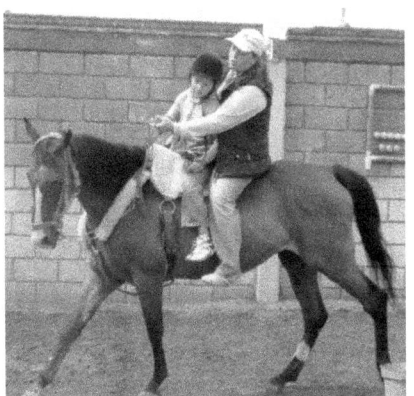

Técnica: Caballo al paso guiado con la participación de auxiliares.

Neurofacilitación: Se estimulan las reacciones de enderezamiento de cerebro medio con la posición del paciente en cuatro puntos dirigido hacia la grupa, también se estimulan las reacciones de equilibrio coordinadas ambas por el cerebelo. La participación de los auxiliares es importante para mantener la posición del caballo. El auxiliar que guía al caballo debe conocer la velocidad para favorecer la estimulación que se logra a paso rápido con más de 100 impulsos rítmicos del caballo al jinete.

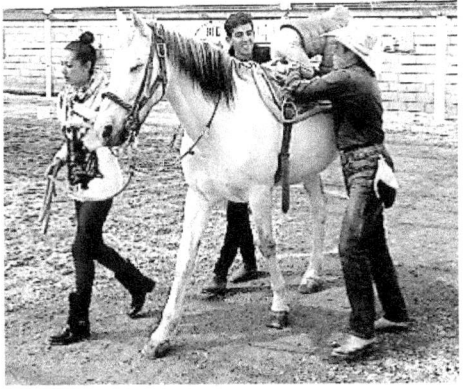

Técnica: Asiento profundo, al paso con caballo guiado y participación de auxiliares.

Neurofacilitación: Las reacciones de cabeza sobre cuerpo y cuerpo sobre cuerpo son facilitadas por la estimulación de paravertebrales que realiza el auxiliar para mejorar la alineación corporal y la transmisión de los impulsos rítmicos.

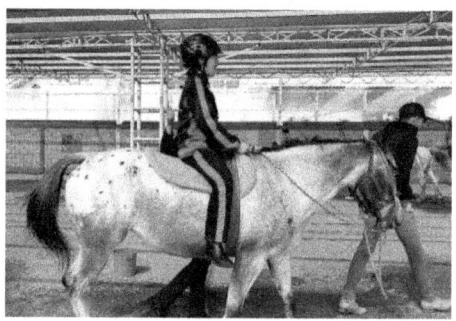

Técnica: Asiento profundo caballo en alto, con participación de auxiliares.

Neurofacilitación: Las reacciones ópticas realizan contacto visual, la cintura escapular sigue a la cabeza y se movilizan las extremidades superiores para lanzar pelota. Las reacciones de equilibrio participan en forma conjunta manteniendo el centro de gravedad dentro de la base de sustentación determinada por apoyo sobre 4 puntos del caballo.

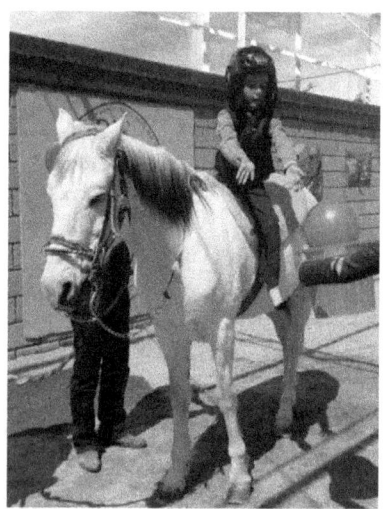

Técnica: Monta gemela, caballo al paso y guiado con la participación de auxiliar.

Neurofacilitación: Se posiciona al paciente en decúbito ventral o prono se estimulan las reacciones de enderezamiento de cabeza sobre cuerpo llevando a la posición sobre los codos, son reacciones de enderezamiento y de equilibrio que se ven favorecidas por el paso del caballo que puede ser rápido a más de 100 impulsos rítmicos por minuto del caballo al jinete. A lo anterior se suma las figuras en pista que favorecen las reacciones musculares.

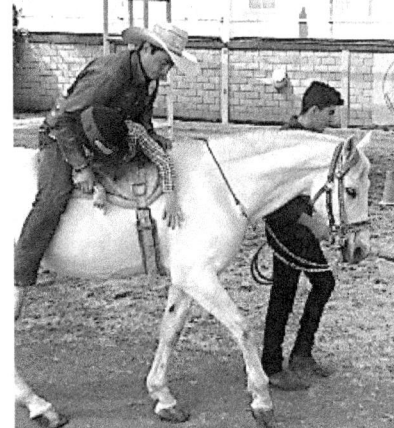

Técnica: Asiento profundo, caballo en alto con la participación de los auxiliares.

Neurofacilitación: En la estación del manejo terapéutico en pista en la que se tiene un espejo para facilitar las reacciones ópticas y la formación e integración de la imagen y esquema corporal. El equilibrio actúa juntamente con las áreas de integración cognitiva.

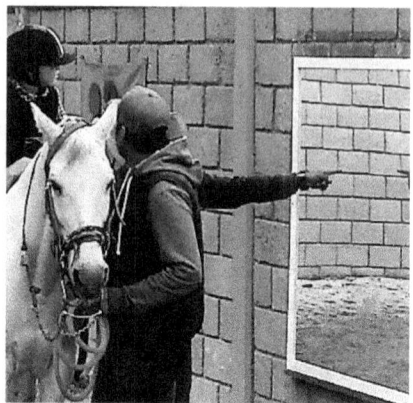

Técnica: Asiento profundo, caballo guiado y al paso con participación de auxiliares.

Neurofacilitación: Se estimulan las reacciones ópticas por uno de los auxiliares que se colocan estratégicamente por delante del caballo, estas reacciones facilitan la estabilización cabeza y tronco. Los auxiliares a los lados favorecen la estabilidad al tomar al paciente de muslos y alineando tobillo pie a la neutra o que el talón sea el punto más bajo.

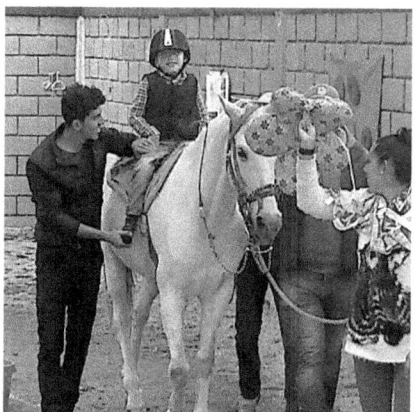

LAS REACCIONES DE CORTEZA CEREBRAL

Las reacciones de equilibrio requieren de la corteza cerebral para efectuar los cambios de tono muscular y movimientos que van destinados a recuperar la alineación corporal y evitar caídas. Actúan en conjunto con las reacciones de enderezamiento y las pueden modificar. Para la coordinación adecuada entre las reacciones de enderezamiento y de equilibrio se requiere del cerebelo. El cerebelo recibe una gran estimulación durante la equinoterapia sobre todo en la monta gemela y terapéutica de tal manera que se convierte una herramienta cuando existen patología en las reacciones de enderezamiento, equilibrio y coordinación que afectan al cerebelo.

Las reacciones de equilibrio van madurando en el desarrollo del ser humano al punto de realizar verdaderas acrobacias en el caballo como son el *volting*, que se puede realizar en diferentes posiciones y con unas reacciones musculares que a través del entrenamiento se perfeccionan.

Hay que conocer las respuestas musculares que se van a presentar ante los estímulos de las reacciones de equilibrio. Estas van a depender en la posición del paciente arriba del caballo y del aire del caballo, así como el asiento de jinete sobre el caballo. Se van a estimular específicamente de acuerdo con la patología que se presente en el paciente.

¿Cómo vamos a estimular las reacciones de equilibrio?, estas se estimulan empujando o jalando el cuerpo del paciente de manera lenta a rápida sobre una superficie fija o móvil, el caballo se considera la superficie móvil. También estas reacciones se pueden estimular con los cambios de aceleración y desaceleración, en las transiciones, el tipo de asiento y las figuras sobre la pista. La adaptación biomecánica entre el jinete y el caballo (interacción) van a convertirse en estímulos para las respuestas musculares a través del movimiento del centro de gravedad que actúa sobre el cuerpo humano.

Las respuestas musculares van a depender de dos aspectos a considerar:

- *La adaptación biomecánica en el binomio caballo-jinete* (o de la resultante de la sumatoria de la masa corporal del jinete y paciente) que es tridimensional.
- *La base de sustentación*: la estabilidad proporcionada por la superficie móvil del caballo y sus cambios.

Las respuestas musculares las vamos a dividir en dos tipos: A y tipo B.

Las respuestas tipo A: Las vamos a obtener cuando el estímulo es con un desplazamiento del centro de gravedad dentro de la base de sustentación, cuando el aire es al paso constante y rítmico, en alto, del caballo y figuras en la pista amplias.

Estas respuestas musculares pueden consistir en cambios de tono muscular para mantener el equilibrio y ligero movimientos para conservarlo, estos pueden ser observados por el terapeuta o no.

Las respuestas tipo B: Las vamos a obtener cuando el estímulo es con un desplazamiento del centro de gravedad que intenta salir de la base de sustentación, cuando el aire del caballo es al trote o galope, las transiciones incluyen el trote y el galope y las figuras son más cerradas (en 8 o zigzag). Estas respuestas musculares pueden consistir en cambios de tono muscular mayor y hacen más evidente los movimientos y estos pueden ser de dos tipos: de protección y de equilibrio.

Para identificar los movimientos hay dos aspectos anatómicos que nos van a servir de guía.

- Las articulaciones de hombro (cintura escapular)

- Las articulaciones de caderas (cintura pélvica)

Los movimientos de protección: se presentarán en las extremidades superiores e inferiores de las articulaciones que queden más bajas (hombro y caderas). Estas consisten en abducción de hombro y/o cadera en extensión. Existe una respuesta tónica e isométrica de los músculos de las extremidades en acción defensa (siempre automáticamente se protegen del golpe en la cabeza).

Los movimientos de equilibrio: Se presentarán en las extremidades superiores e inferiores de las articulaciones más altas (hombros y caderas). Estas consisten en abducción del hombro o cadera en movimiento. Existe una respuesta isotónica de los músculos de las extremidades superiores e inferiores que realizan un movimiento como de aleteo para equilibrarse, y si se encuentra algo de donde sostenerse la mano de la extremidad superior lo prensará para jalarse. Otro movimiento que se suma a esta respuesta es la cabeza y tronco del cuerpo humano que realizarán movimientos tratando de llevar el centro de gravedad a la base de sustentación determinada por el caballo para evitar la caída.

Cuando tenemos un paciente en la perpendicular en el caballo en decúbito ventral o dorsal (prono o supino), con cabeza y extremidades a la izquierda, y pelvis con extremidades inferiores a la derecha, y las figuras en la pista con el caballo a la izquierda, las respuestas musculares serán de extensión en las extremidades superiores (protección), la cabeza se podrá llevar en extensión y en las extremidades inferiores en movimiento que va de flexión a extensión para equilibrar.

En la posición a horcajadas con asiento profundo en flexión ya sea en monta gemela o terapéutica, con figuras en pista que va hacia la izquierda las respuestas musculares serán notables.

Las extremidades superiores e inferiores izquierdas de protección y las derechas de equilibrios, la extremidad inferior en movimiento de aducción a abducción para mantener el equilibrio.

Se podrán obtener respuestas de cabeza y tronco que serán hacia la derecha intentando llevar el centro de gravedad hacia el caballo. Esto se puede favorecer por la postura en sedestación con los brazos abiertos (en abducción), en posición de "avioncito" facilitado por toma manual del equinoterapeuta sobre las extremidades superiores para estimular las respuestas, también se podrá tomar sobre cintura escapular o pélvica para estabilizar al paciente.

El *volting* exige de cuerpo humano una adecuada coordinación de las reacciones de enderezamiento y de reacciones de equilibrio y la maduración de estas reacciones requiere mayor corteza cerebral.

Las reacciones de enderezamiento utilizan más el beneficio de la transmisión de impulsos y el desplazamiento tridimensional del centro de gravedad del caballo.

Las intervenciones terapéuticas a nivel de corteza se resumen en el cuadro 9.

Cuadro 9. Intervención en las reacciones de equilibrio.

Técnica: Asiento profundo, caballo parado o al paso caballo guiado.

Neurofacilitación: Estimular reacciones de equilibrio, elevar los miembros superiores eleva el centro de gravedad de región lumbar L4-L5 en parado a región dorsal baja T12-L1, esta elevación del centro de gravedad provoca respuestas musculares tipo A. Si el caballo cambia de aire al paso lento y rápido las respuestas musculares pueden cambiar tipo B. Se estimulan de esta manera las reacciones de equilibrio que se integran en la corteza cerebral.

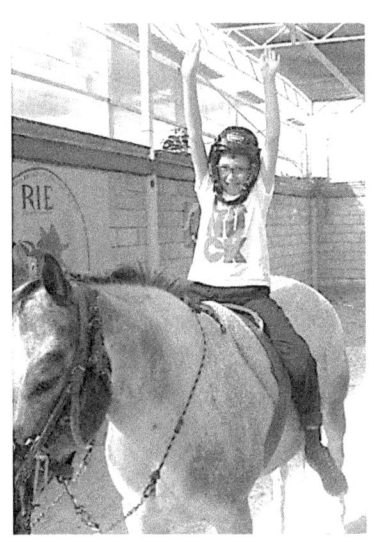

Técnica. Asiento profundo, en alto con asistencia profesional.

Neurofacilitación: Estimulación de reacciones de equilibrio con respuestas A predominantemente tónicas, se estimulan otras áreas cerebrales como reacciones ópticas, atención y cognitiva dejando el control del equilibrio a áreas subcorticales automatizadas. Lo anterior facilitado por profesionales en ámbitos profesionales multidisciplinarios.

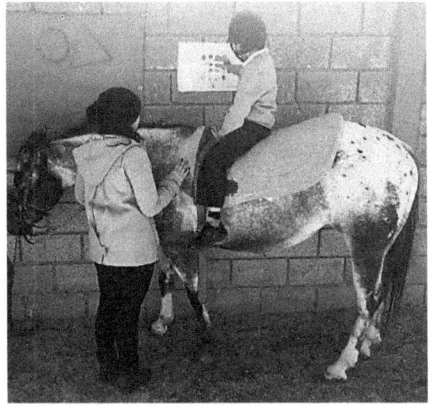

Técnica: Asiento profundo en alto.

Neurofacilitación: Las áreas de estimulación cerebrales se integran para favorecer equilibrio, atención y cognición. Las estaciones pueden ser diferentes. Las reacciones ópticas, laberínticas, control de cuello, son indispensables para mantener la estabilización de cabeza-tronco actuando en forma conjunta con

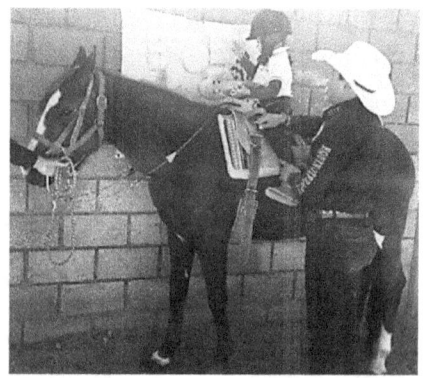

las de equilibrio en la corteza cerebral todo coordinado por el cerebelo.

Técnica: Asiento profundo, caballo al paso y guiado con participación de auxiliares.

Neurofacilitación: Reacciones de equilibrio en la clásica posición de "avioncito" lo cual mantiene el centro de gravedad dentro de la base de sustentación con respuestas musculares tipo A y B. Si se agregan figuras en pista aumentan las reacciones de equilibrio.

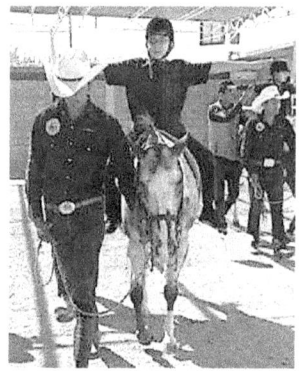

Técnica: Asiento profundo, monta gemela con caballo en alto o al paso.

Neurofacilitación: Movilización activa de hombros que elevarán el centro de gravedad a región dorsal, estimulando las reacciones de equilibrio, el terapeuta retira paulatinamente el apoyo para lograr una auto-estabilización.

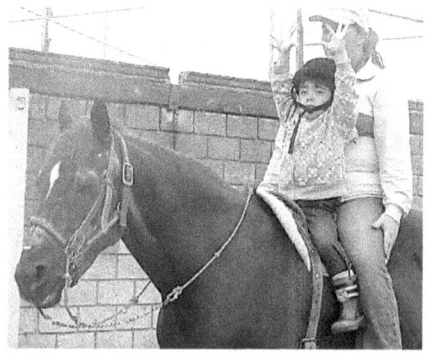

Técnica: Caballo en alto con participación de auxiliar.

Neurofacilitación: Se realiza equilibrios en bipedestación favoreciendo la estimulación de los músculos antigravitatorios (paravertebrales, glúteos y cuádriceps) con apoyo en tobillo pie. Las respuestas musculares en miembros superiores facilitan mantener el equilibrio.

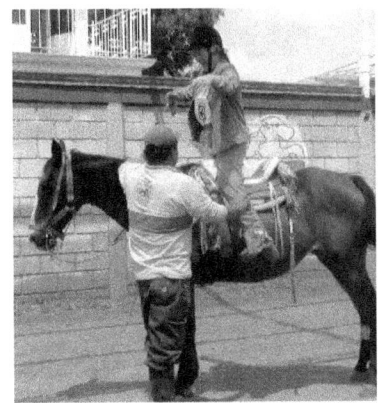

Técnica: Asiento profundo, caballo al paso guiado y con participación de auxiliares.

Neurofacilitación: Al paso se realizan ejercicios neuromusculares de equilibrio, el apoyo de los auxiliares para estabilizar es menor solo a nivel de tobillos, dejando libre la pelvis para favorecer la transmisión de los impulsos rítmicos del caballo al jinete y el desplazamiento del centro de gravedad en forma tridimensional y helicoidal que favorece la propiocepción de la marcha transmitida por el caballo.

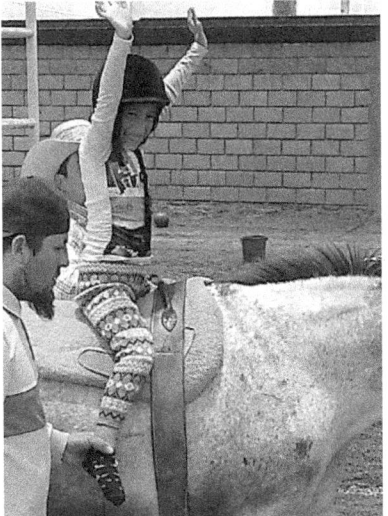

Técnica: Asiento profundo, caballo al paso guiado con participación de auxiliares.

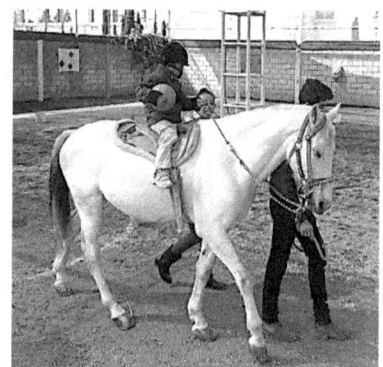

Neurofacilitación: Se estimulan las reacciones de equilibrio con toma de objeto con estabilización de miembros torácicos y toma de rienda con algunas indicaciones de equitación. Se realizan juegos que activan la atención y los tiempos de reacción.

Técnica: Monta gemela al paso con

Neurofacilitación: Se estimulan las reacciones de enderezamiento y equilibrio involucrando un *volting* asistido por el terapeuta para facilitar las reacciones y activar las respuestas musculares esperadas por las reacciones de equilibrio y que estas sean las adecuadas.

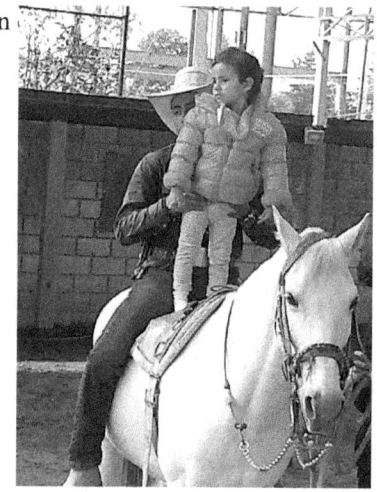

INDICACIONES

Las indicaciones para el equinoterapia se deben basar principalmente en los principios terapéuticos y los beneficios que proporciona el caballo los cuales son múltiples, e involucran diferentes enfoques desde la perspectiva multi, trans e interdisciplinaria.

El paciente es el objetivo principal de la terapéutica favorecida por el caballo como instrumento, el equipo analizará cómo seleccionar las intervenciones terapéuticas especificas a cada paciente, no hay dos pacientes iguales, por lo que la técnica de abordaje es individual, para que exista un verdadero enfoque terapéutico y sea más que un paseo a caballo.

Los programas para equinoterapia aún están en proceso de sumarse a esta terapéutica que resulta ser diferente a muchas de las técnicas propuestas en la rehabilitación integral. Todo lo que no es contraindicación puede resultar en una indicación y los ámbitos profesionales pueden ser múltiples conservando cada uno un objetivo específico como medicina, fisioterapia, terapia ocupacional, terapia de lenguaje, psicología, pedagogía, comunicación humana, sociología, psicoanálisis, productividad, liderazgo, dinámica familiar, tiempo libre y recreativas.

Dentro de la mayor demanda en las terapias ecuestres y en la modalidad de la equinoterapia tenemos a las personas con parálisis cerebral y trastornos motores, personas con autismo y problemas de la comunicación, problemas de atención, así como alteraciones conductuales y del lenguaje, deficiencia mental y síndrome de Down entre muchos otros problemas sindromáticos congénitos y adquiridos. Se requiere aumentar el marco conceptual y las investigaciones en estas alternativas terapéuticas para realizar programas definidos a todas las edades y patologías susceptibles de un manejo equino terapéutico.

CONTRAINDICACIONES

Las contraindicaciones las podemos concebir como un estado o condición patológica que hace impropio un modo de tratamiento que estaba indicado como intervención para la enfermedad o patología. Es decir, que no se puede aplicar.

Hay dos tipos de contraindicaciones: *relativas* y *absolutas,* las cuales por tiempo pueden ser *temporales* o *permanentes.*

Relativa, cuando se realiza bajo ciertas precauciones con una adecuada vigilancia y *absoluta,* cuando no puede realizarse en ninguna circunstancia.

Temporal cuando no puede realizarse por un periodo de tiempo no especificado y *permanente* es que nunca deberá considerarse como una alternativa terapéutica.

La enfermedad infectocontagiosa en los niños comunes como rubeola, sarampión o exantemas se convierten por un periodo corto de tiempo que va de 7 días a 3 semanas de una contraindicación absoluta y temporal.

Las quemaduras es una contraindicación relativa y se debe valorar la superficie, el grado y la región afectada.

Las fracturas se consideran una contraindicación absoluta, pero dentro del periodo de inmovilización es absoluta temporal.

Las alteraciones de postura se consideran una buena indicación de la equinoterapia, siempre que sean funcionales y van a depender del grado y la patología de base.

Desde la perspectiva biomecánica conociendo los principios de adaptación en la biomecánica entre el caballo y el jinete se deben considerar bajo una evaluación adecuada, en muchas ocasiones requiere de estudios con radiografías y determinar específicamente por el equipo multidisciplinario su viabilidad con precauciones o si es una contraindicación absoluta.

De estas a continuación mencionaremos algunas de las más comunes.

Se utilizará la clasificación internacional de las enfermedades **(CIE-10)** para su localización y obtener más información por internet.

Coxartrosis: (M16)

La artrosis es una enfermedad degenerativa de las articulaciones que consiste en la pérdida de cartílago articular, la formación de osteofitos y la deformación de la articulación.

La coxartrosis es una enfermedad frecuente que afecta entre el 2 y 4% de la población de más de 40 años, sin predominio en cuanto al sexo y es responsable de dolores así como dificultad para la marcha, es la causa que lleva a la implantación de un gran número de prótesis totales de caderas al año, empieza con dolores referidos al pliegue inguinal, la cara anterior del muslo o a la nalga. Estas manifestaciones de dolor se pueden presentar en la monta en el asiento profundo al alto del caballo o en cualquiera de sus aires. Es una contraindicación relativa o llegar a una contraindicación absoluta según evaluación (fig. 37 y 38)

Fig. 37. Datos radiológicos de una coxartrosis, se disminuye el espacio interarticular y se puede notar dolor en región inguinal en el asiento profundo a horcajadas y en los aires del caballo.

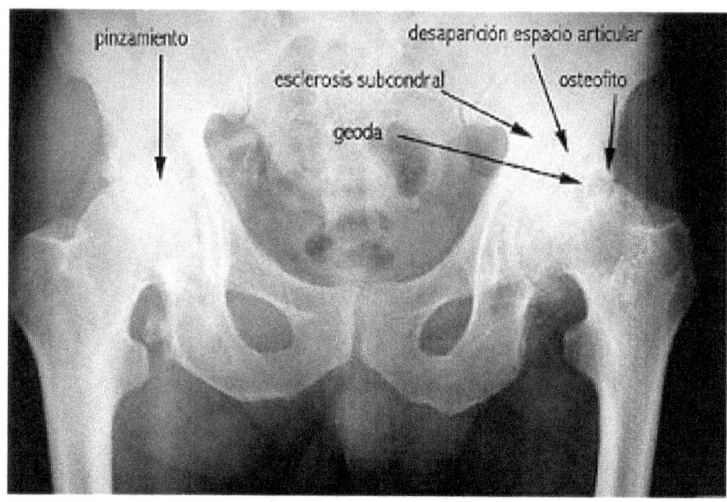

Fig. 38. Endoprótesis con remplazo total de ambas caderas, es una contraindicación relativa para la equinoterapia y asiento profundo.

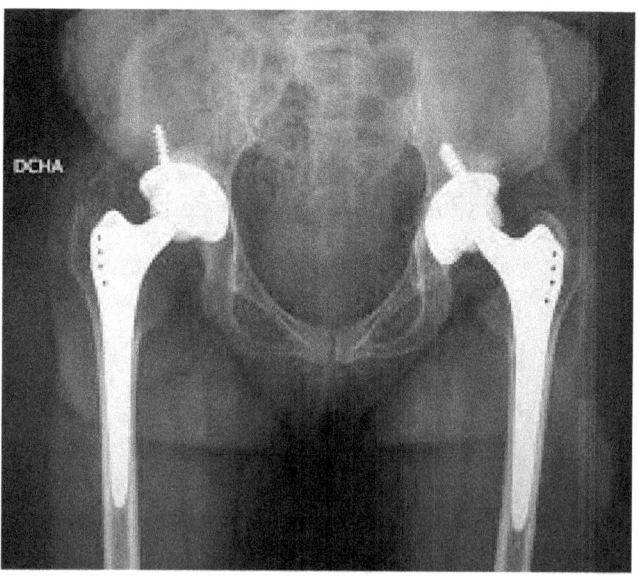

Luxación de cadera (S73) es cuando la cadera pierde la relación articular normal entre la superficie del fémur y la pelvis (Fig. 39.)

Displasia de cadera (displasia acetabular [cadera] congénita): Q65.8.

El termino *displasia del desarrollo de cadera* (DDH) engloba alteraciones en la forma de la cabeza del fémur, del acetábulo (donde encaja en la pelvis) o de ambos que puede provocar problemas del desarrollo y estabilidad de la articulación, ya sea desde el período intraútero hasta el periodo neonatal que van desde la subluxación hasta la luxación de cadera. Puede ser uni o bilateral. Una cadera luxada significa pérdida de la relación entre la cabeza femoral y el acetábulo y puede tratarse de una luxación reductible por manipulación o de una luxación irreductible. Mientras que el término cadera luxable significa una correcta relación entre la cabeza del fémur y el acetábulo, pero puede perderse por manipulación externa.

Anteriormente se utilizaba el termino *luxación congénita de cadera*, pero se ha substituido por el de displasia ya que no todas las caderas se encuentran luxadas al nacimiento ni todas evolucionan a la luxación.

La luxación de cadera uni o bilateral es una contraindicación absoluta y permanente de la equinoterapia en el asiento profundo y ligero, ya que la cadera no está en condiciones musculoesqueléticas adecuadas para transmitir los impulsos rítmicos del caballo y el desplazamiento del centro de gravedad no es el esperado para propiciar una adecuada sensopercepción de la marcha. En las demás posturas que se pueden adquirir sobre el caballo requieren de una evaluación adecuada (Fig. 39).

Fig. 39. A) Cadera en un niño, se pierde la relación articular. B) Líneas que se trazan en las radiografías para valorar la relación articular. C) Radiografía con cadera izquierda luxada.

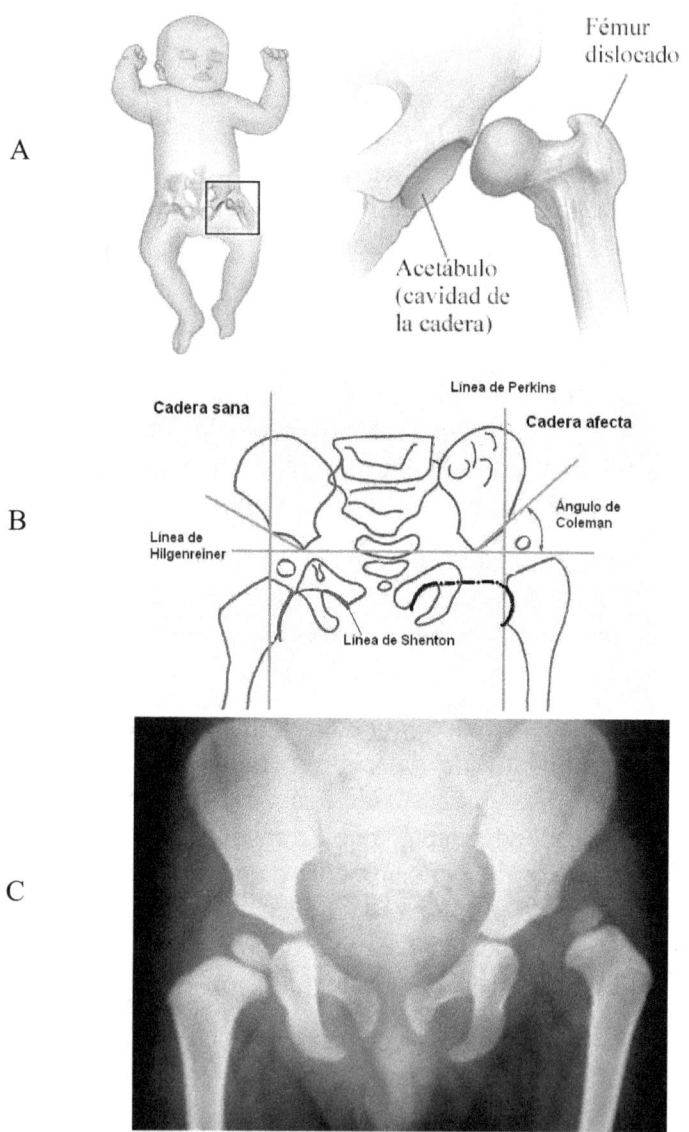

La luxación paralítica de las caderas es adquirida y son las complicaciones frecuentes en pacientes con parálisis cerebral espástica (PCE) sin pronóstico de marcha. Se puede formar un neo-acetábulo el cual no posee los tejidos adecuados y llega a provocar de mediano a largo plazo una artrosis de cadera que manifiesta dolor nocturno o a la movilización de esta (Fig. 40).

Fig. 40. Luxación paralítica de cadera derecha con un falso acetábulo o neo-acetábulo.

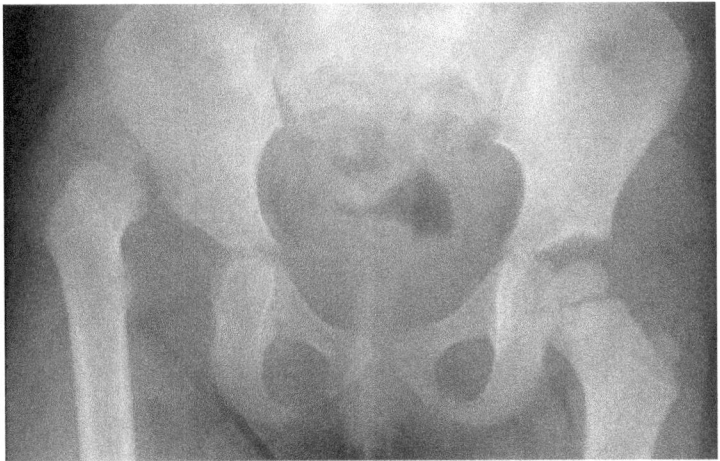

La subluxación es cuando la cabeza se sale parcialmente desde la cavidad acetabular, bajo una rigurosa revisión puede considerarse una contraindicación relativa para la equinoterapia. El asiento profundo puede relajar los tejidos periarticulares y aumentar la congruencia entre la cabeza del fémur y el acetábulo (Fig. 41).

119

Fig. 41. Esquema en el que se observa la subluxación A y B, y en la posición de asiento profundo a horcajadas en el caballo C.

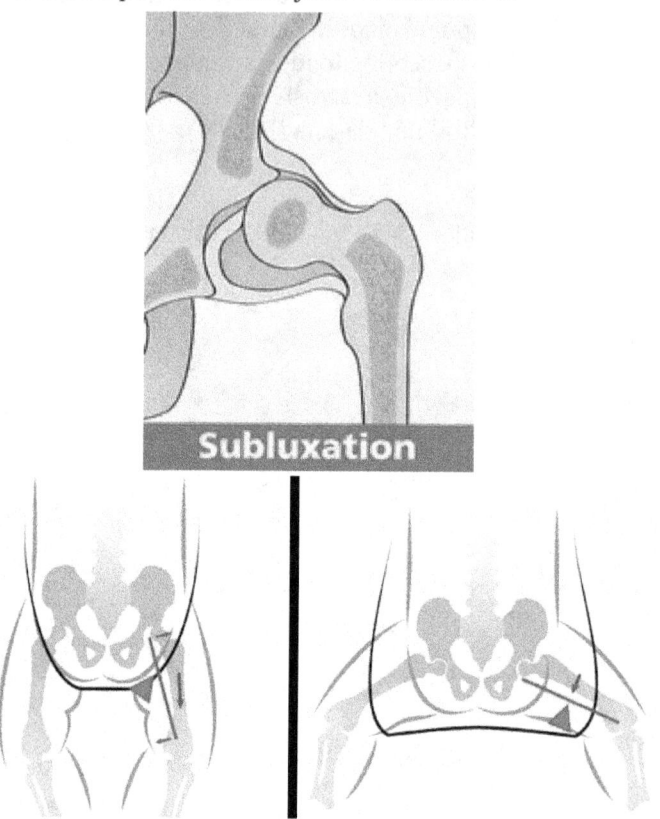

Coxa valga según Wilmer y Geiler, es una deformidad de la cadera en el ángulo formado entre la cabeza, el cuello del fémur y su diáfisis está aumentado, usualmente, por encima de 125 grados, con o sin tendencia a la extrusión de la articulación. De manera aislada no es contraindicación sino por lo contrario se ve favorecida por la transmisión de los impulsos rítmicos del caballo en el asiento profundo a horcajadas, se requiere una adecuada evaluación y seguimiento para observar resultado y medir los ángulos en forma continua (Fig. 42).

Fig. 42. La coxa valga generalmente las encontramos en personas con alteraciones de tono muscular y que no han tenido carga de peso sobre el cuello para favorecer su remodelación ósea (ley de Wolf).

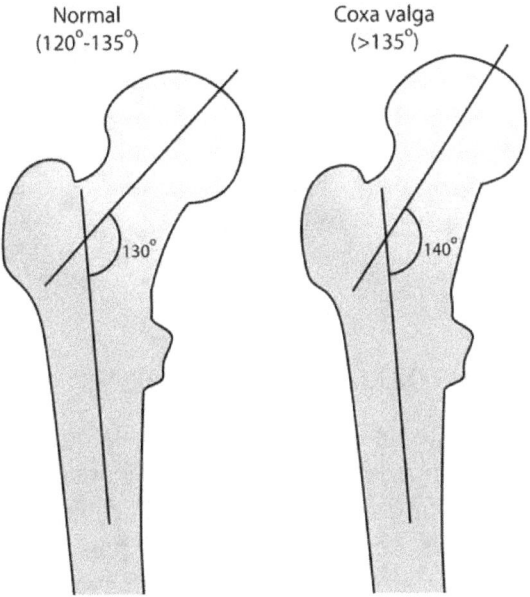

Sacroileítis: (M46.1)

Es una enfermedad causada por inflamación dentro de la articulación sacroilíaca. Esta articulación se encuentra donde se cruza la base de la columna vertebral, conocida como sacro y pelvis, conocida como íleon, la osteoartritis o enfermedad articular degenerativa pueden en la mayoría de los casos producir el dolor y la inflamación, puede presentarse dolor en la monta a horcajadas en el asiento profundo y en los diferentes aires del caballo, es una contraindicación relativa y en muchas ocasiones se puede combinar con el uso de medicamentos. Hay que recordar que la pelvis es la base de la transmisión de los impulsos rítmicos (Fig. 43).

Fig. 43. Obsérvese la articulación sacro ilíaca, lugar donde se presenta el proceso inflamatorio que puede ser agudo o crónico.

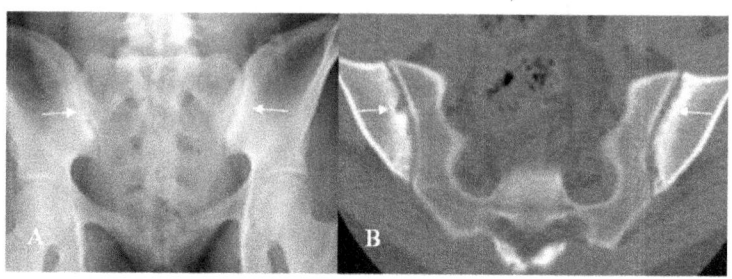

Espondilolistesis: (Q72.6, Q33.0 y Q65.0)

Es el desplazamiento de una vértebra sobre la que sigue, como consecuencia esto puede producir el estrechamiento del canal raquídeo, espacio por donde pasa la médula espinal y las raíces nerviosas. Si no es congénita se puede presentar con más frecuencia en región lumbar y en personas mayores de 50 años. Los GII y GIII son contraindicación absoluta y permanente para la equinoterapia, pero el riesgo en el GI existe y requiere una evaluación adecuada. Esto puede ser favorecido por el aumento de la curvatura lordótica y el ritmo lumbopélvico en el asiento profundo y con los aires del caballo (Fig. 44).

La **espondilosis** es un proceso degenerativo y gradual del disco intervertebral disminuyendo la amortiguación que estos movimientos pueden dar a la columna, no se pueden transmitir los impulsos rítmicos del caballo y esto llegar a ser una contraindicación relativa que requiere una valoración adecuada por el equipo multidisciplinario.

La **espondilólisis** es una patología que está muy relacionada a la espondilolistesis y consiste en una ruptura de la lámina de la

122

vértebra en forma que la articulación facetaria queda separada del resto. Se encuentra más frecuentemente en la 5ta vértebra lumbar seguida de la cuarta. Es una contraindicación absoluta y permanente para la equinoterapia (Fig. 44).

Fig. 44. Espondilólisis (círculo) está relacionada con la espondilolistesis como desplazamiento del cuerpo vertebral.

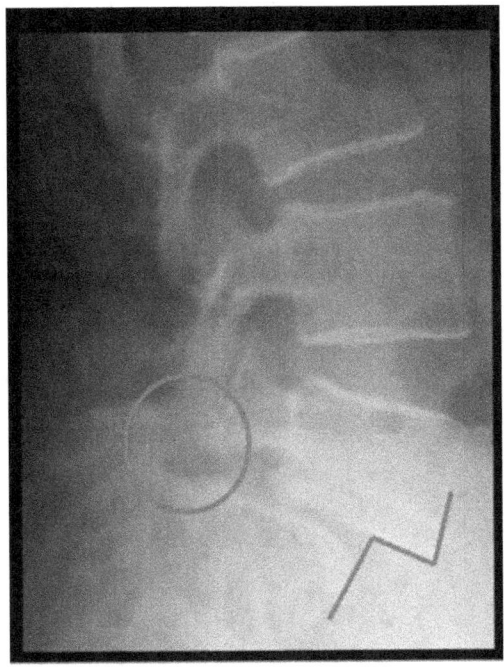

Espondilitis anquilosante: (M08.1y M45)

Es una enfermedad autoinmune, progresiva sistémica inflamatoria y discapacitante, afecta más a hombres una relación 5:1 y la edad promedio de presentarse es entre los 15 y 40 años. Se han implicado componentes genéticos (HLAB-27) y ambientales. Hay disminución de la movilidad de columna y limitación de la expansión torácica. Grados avanzados se convierte en una contraindicación absoluta y permanente. Se pueden alterar las curvaturas de la columna y no estar en las mejores condiciones para transmitir los impulsos rítmicos y no es una adecuada alineación postural en la adaptación biomecánica con el caballo (Fig. 45).

Fig. 45. Se pueden perder las curvaturas normales de la columna, se altera la forma de los cuerpos vertebrales.

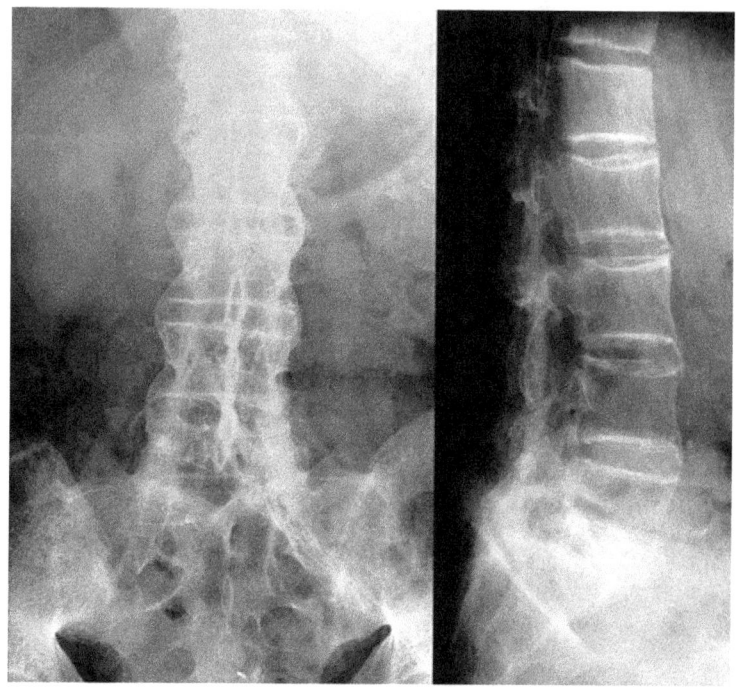

La espondiloartrosis degenerativa: (M15 y M19).

La artrosis de columna vertebral es una patología degenerativa que causa desgaste del cartílago articular de las articulaciones vertebrales de uno o varios segmentos de la columna. En fases avanzadas provocará deformidad (osteofitos). Es una contraindicación relativa, pero en fases avanzadas se puede volver absoluta sobre todo si se asocia con osteoporosis (Fig. 46).

Fig. 46. Patología degenerativa que causa cambios morfológicos en la columna incluyendo al disco intervertebral.

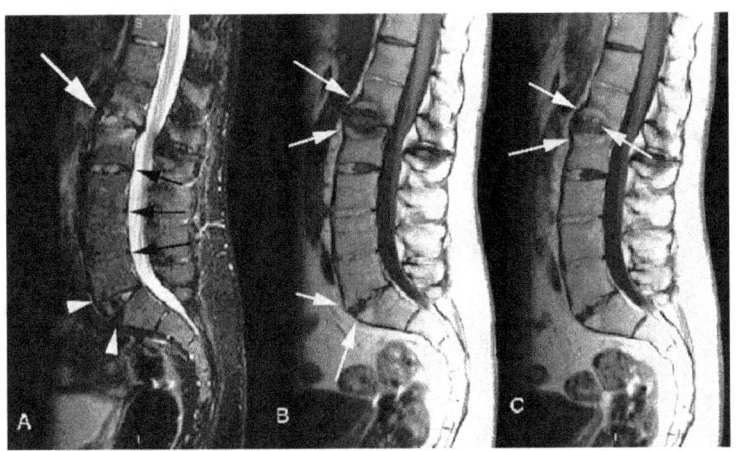

Enfermedad de Sheuermann: (M42.0)

La cifosis de Sheuermann es una deformidad estructural de la comuna torácica o toracolumbar, que aparece antes de la pubertad y empeora durante la adolescencia. En casos de enfermedad grave, la cifosis puede progresar durante la etapa adulta y ser causa de deformidad significativa y dolor, la mayoría incapacitante, que puede llegar a provocar daños neurológicos y requerir de cirugía. La mayoría de los pacientes requieren un tratamiento conservador y vigilancia. Es una contraindicación relativa (Fig. 47).

Fig. 47. Obsérvese la deformidad de la columna con aumento de la cifosis dorsal no susceptible a la corrección con la equinoterapia en etapas avanzadas.

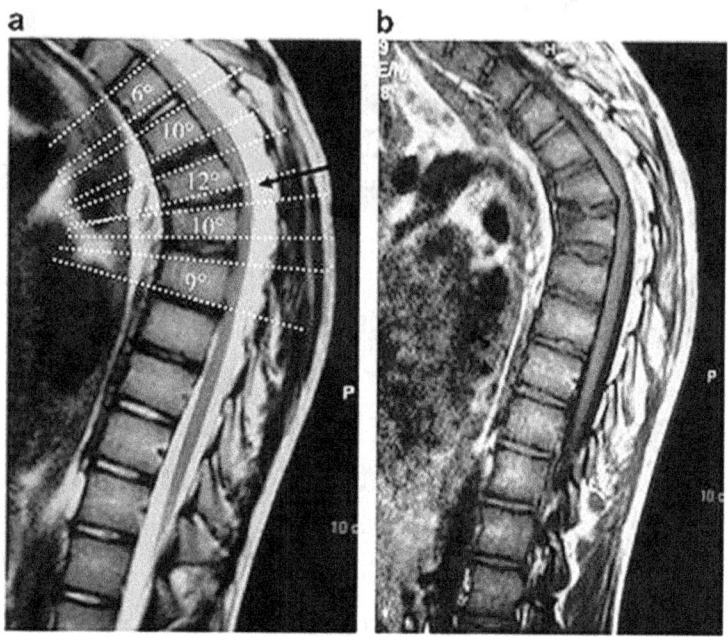

Síndrome de Sprengel: (Q74.0)

Es conocida como escapula alta es una anomalía congénita poco frecuente que causa asimetría al nivel del hombro y de la región escapular. Lo importante es que se puede encontrar en forma aislada o asociarse a otras alteraciones como defectos de segmentación de las vértebras cervicales, hemivertebras, espina bífida y escoliosis, atrofia o hipoplasia de músculos de la cintura escapular y malformaciones cardiacas o renales esto amerita una evaluación radiográfica adecuada. Se considera contraindicación relativa (Fig. 48).

Fig. 48. Se observa la escoliosis, alteraciones en las formaciones vertebrales y espina bífida oculta.

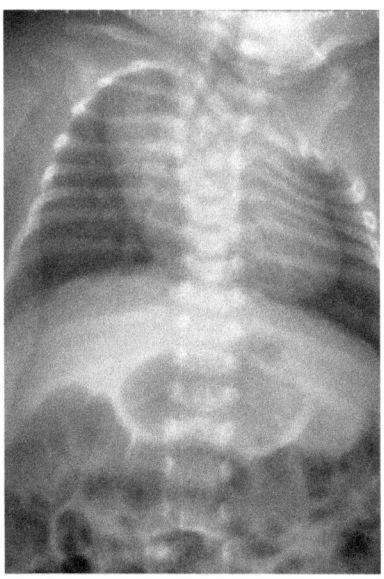

Escoliosis: (M4, Q67.5, Q63.3)

Proviene del griego y significa curvatura. No es enfermedad sino una deformidad tridimensional de la columna en los planos frontal, horizontal y sagital.

Scoliosis Research Society la define: Curva lateral de la columna con rotación de las vértebras dentro de la misma. En realidad, es tridimensional (Fig. 49).

Fig.49. Toda escoliosis de mayor a menor grado tiene alteraciones tridimensionales.

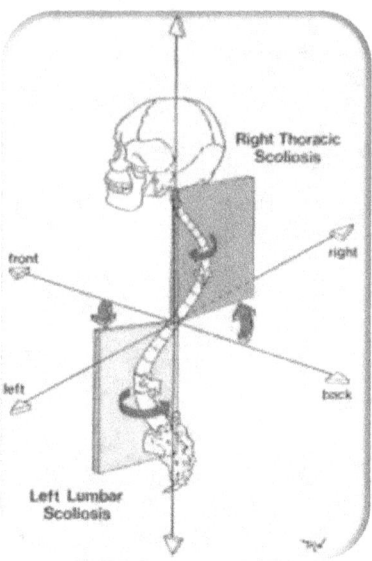

Actitud escoliótica menor a 10° ángulo Cobb, estructurada cuando la magnitud de la curva es mayor de 10° de ángulo Cobb. Se convierte en una buena indicación para el manejo en equinoterapia (Fig. 50).

Fig. 50. Escoliosis en diferentes grados

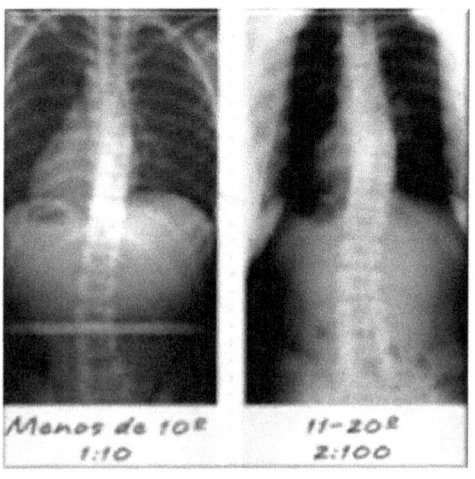

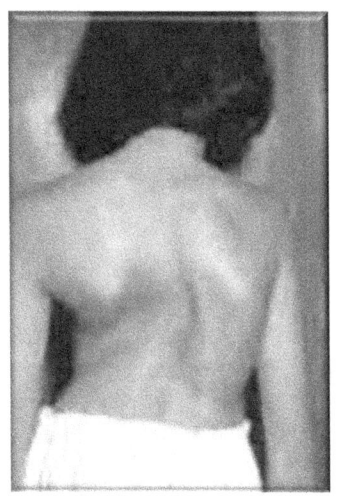
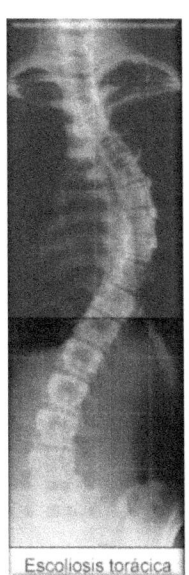

Escoliosis torácica

Clasificación etiológica: Escoliosis idiopáticas (80-90%), escoliosis congénitas, escoliosis neuromusculares, escoliosis por otras causas: síndromes pediátricos y postraumáticas.

Neuromusculares secundarias a lesión de neurona motora superior: Parálisis cerebral, siringomielia

Malformación de Arnold-Chiari, malformación de Dandy-Walker, tumores, ataxia de Friedreich, etc.

Neuromusculares secundarias a lesión de neurona motora inferior: Atrofia muscular espinal, poliomielitis, artrogriposis múltiple, congénita y polineuropatías.

Neuromusculares secundarias a lesión de neurona motora superior e inferior: Mielomeningocele.

Secundaria a patología muscular: Distrofia muscular de Duchenne, distrofia miotónica de Steinert.

Congénita y miopatías congénitas.

Síndromes Pediátricos (Frecuente): Neurofibromatosis, síndrome de Marfan, aracnodactilia congénita (Beals), displasia diastrófica, displasia espóndilo-epifisaria, displasia de Kniest.

Síndrome de Dyggve-Melchior-Clausen, homocistinuria, mucopolisacaridosis, síndrome de Rett.

Artrogriposis múltiple congénita y síndrome de Prunne, entre otros.

Basada en la edad de presentación. Infantil: descubierta en los tres primeros años. Juvenil: 4-10 años (comienzo de la pubertad). Adolescente: entre 10 años y la madurez esquelética. Adulto: después de la madurez esquelética.

Según el valor angular (VA). Leves: menores de 20°. Moderadas: entre 20 y 40°. Graves: mayores de 40°- 45°.

Congénitas: Defectos unilaterales de formación (hemivértebra o vértebra cuneiforme). Defectos de soldadura (vértebra en mariposa, espina bífida). Defectos de segmentación (bloque vertebral, sinostosis unilaterales o barras óseas, sinostosis costales) (Fig. 51).

Fig.51. Escoliosis congénitas con vertebras cuneiformes, defectos de segmentación y defectos de soldadura.

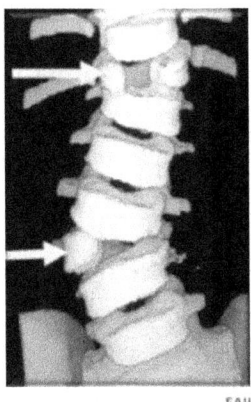

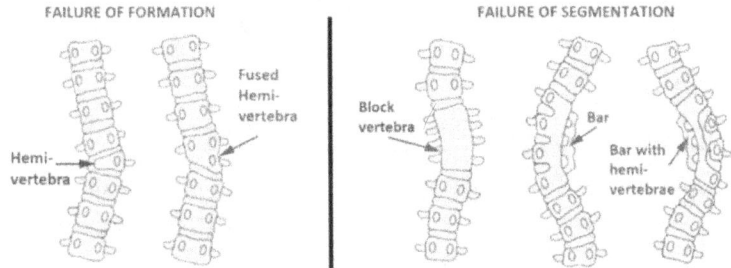

Según el número de curvas: Escoliosis de una sola curva principal, Escoliosis con doble curva principal.

Según la lateralidad: Escoliosis derecha y Escoliosis izquierda.

Se ha señalado como contraindicación para equinoterapia las escoliosis de 40°o más, pero hay que tener en consideración la clasificación anterior, porque mencionaremos que si es menor de 40° pero es una distrofia muscular de Duchenne o en el mienomeningocele están contraindicadas en forma absoluta y permanente. Se requiere de una valoración adecuada y tener en consideración la enfermedad de base.

La valoración de la escoliosis determinara como se debe realizar la postura en el caballo y el tipo de asiento. Es importantísimo llegar a una adecuada técnica de alineación postural en vertical y horizontal alineando bloques de cadera (ritmo lumbopélvico), región lumbar, torácica y cabeza cuello. Se deben de estirar los músculos de la concavidad (A) y fortalecer los de la convexidad (B) utilizando una adecuada dirección (figuras en pista) y el fortalecimiento de cadenas rectas posteriores y cruzadas. Se deberá fortalecer extremidades inferiores y los músculos paravertebrales en el asiento ligero. Se pueden utilizar diferentes posturas en decúbitos y ejercicios neuromusculares que se pueden adaptar al tipo de asiento como los ejercicios de Klapp utilizando el principio de Jordán.

El principio mecánico de los tres puntos (Jordán) consiste en la aplicación de tres fuerzas pudiendo ser dos en un sentido y una fuerza contraria en sentido contrario para corregir deformidad (Fig. 52 y 53).

Fig. 52. En la escoliosis dorsolumbar neuromuscular derecha se pueden realizar ejercicios adaptados de Klapp. Se puede utilizar el principio mecánico de tres puntos, una y dos fuerzas, que suman hacia la derecha una en la cintura escapular y otra en la cintura pélvica. La fuerza intermedia que se opone a las otras dos es la del terapeuta hacia la izquierda (obsérvese B y C).

A

B

C

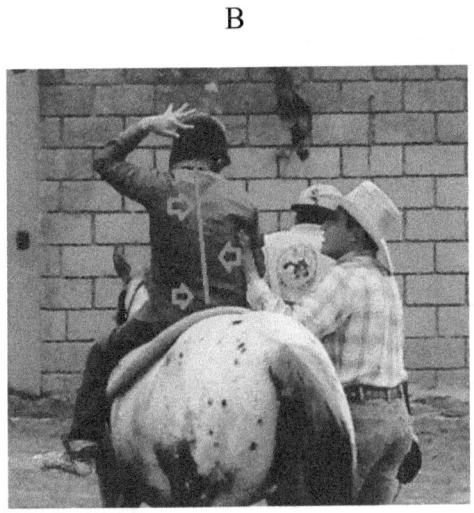

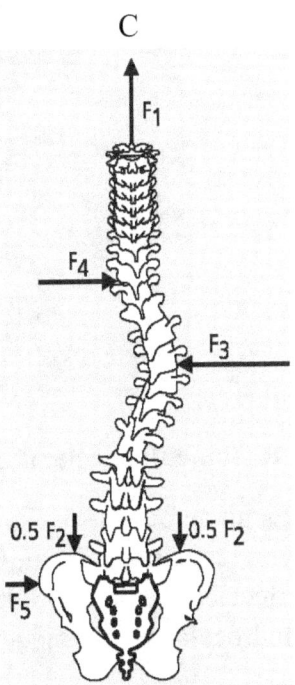

133

Fig. 53. Los paravertebrales de la concavidad (A) se estiran en forma pasiva con la técnica de 3 puntos y asiento profundo en flexión del caballo a la derecha. Para fortalecer los músculos de la convexidad (B) indicar que se realice una alineación en forma activa del paciente y realizar asiento en flexión a la izquierda.

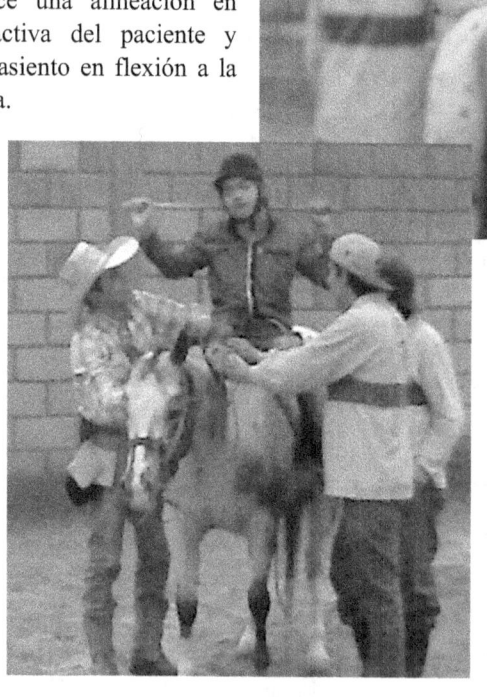

Mielomeningocele: (Q00-Q07)

Es un defecto de nacimiento en el que la columna vertebral y el conducto raquídeo no se cierran antes del nacimiento. Esta afectación es un tipo de espina bífida. Se puede acompañar de hidrocefalia y requerir sonda de derivación. Es una contraindicación absoluta y permanente para la equinoterapia en asiento profundo. Los niveles de L5/S1 hacia abajo requieren una valoración adecuada para una equinoterapia en asiento ligero que fortalezca los músculos paravertebrales y de las extremidades inferiores. La espina bífida oculta no es una contraindicación para la equinoterapia pero requiere una adecuada evaluación (Fig. 54).

Fig. 54. Hay que tener en consideración el diagnostico de mielomeningocele y las estructuras involucradas.

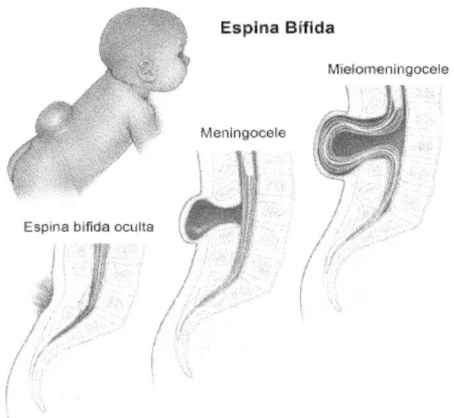

Hidrocefalia (G911)

La hidrocefalia (término que deriva de las palabras griegas "hidro" que significa agua y "céfalo "que significa cabeza), es un trastorno cuya principal característica es la acumulación excesiva de líquido cefalorraquídeo. Existen diferentes tipos y puedes ser congénita o adquirida. Va a depender del perímetro cefálico el adecuado manejo en la equinoterapia, no se incluirán los decúbitos sobre todo el prono o ventral, no está contraindicado el asiento profundo a horcajadas, pero se hará énfasis en la estabilización cabeza-tronco. Es una contraindicación relativa y es conveniente una revisión de la sonda de derivación cuando sea requerida. La protección debe ser con casco amplio (Fig. 55).

Fig. 55. Obsérvese la diferencia entre un niño con y sin hidrocefalia. Obsérvese también la sonda de derivación

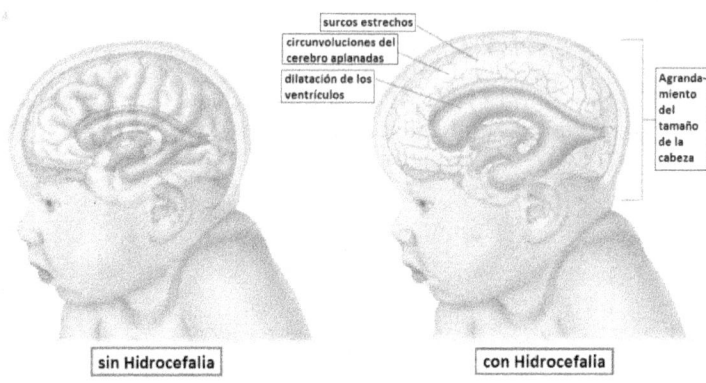

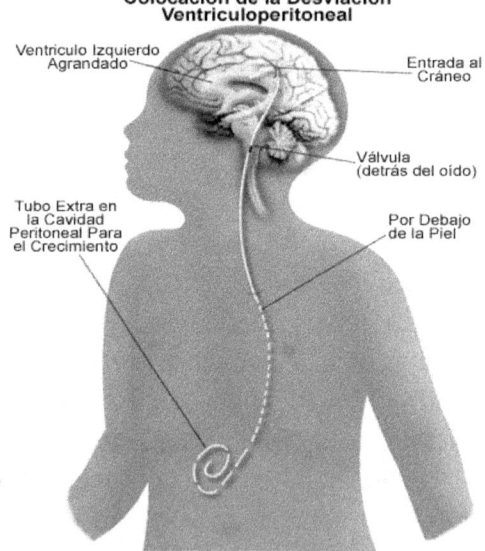

Síndrome de Down, trisomía 21: (Q90)

Es un trastorno genético en el cual una persona tiene 47 cromosomas en lugar de los 46 usuales. En la mayoría de los casos el síndrome de Down ocurre cuando hay una copia extra del cromosoma 2, a esta se denomina trisomía 21. El cromosoma extra causa problemas con la forma en la que se desarrollan el cuerpo y el cerebro.

Los signos del síndrome de Down varían de una persona a otra y pueden ir de menos a más notorios.

Los signos físicos incluyen: hipotonía muscular, implantación baja de cabello, nariz amplia, pliegue del epicanto, pliegue único en la palma de la mano, orejas y boca pequeñas, manos cortas y anchas con dedos cortos, aprendizaje lento, comportamiento impulsivo, periodos de atención cortos, cardiopatía, deficiencia mental de diferentes grados, estreñimiento, laxitud de ligamentos con riesgo de luxaciones predominantemente de cadera.

La inestabilidad occipito-atlanto-axoidea: desde el punto de vista embriológico, anatómico y biomecánico la región occipito atlanto axoidea, se considera como una entidad diferenciada, del resto de la columna cervical, funcionalmente permite los movimientos de flexión, extensión y flexión lateral y rotación de la cabeza. Estas articulaciones óseas se consideran inestables, por lo cual la estabilidad articular va a depender fundamentalmente de los ligamentos.

Se considera que un 10 a un 20% de todos los pacientes con síndrome de Down presentan inestabilidad occipito-atlanto-axoidea, la mayoría son asintomáticos. La causa se atribuye a la laxitud ligamentosa.

La inestabilidad occipito-atlanto-axoidea suele estar relacionada con la presencia de un trauma previo. Se puede encontrar también en artritis reumática sobre todo en la etapa aguda y en la espondilitis anquilosante. Puede ocasionar limitaciones en los arcos de movilidad, dolor local, cefalea y rigidez hasta compresión medular. La inestabilidad puede observarse en varios niveles y ser multidireccional. Se ha objetivado un incremento un movimiento traslacional anteroposterior entre el atlas y el axis entre el 10% y 20% de la población (Girona, 2002).

Se requiere una evaluación neurológica adecuada y del desarrollo ya que el control de cuello y tronco donde actúan a estabilizar pueden disminuir el riesgo, pero es decisión médica tomar radiografías laterales de cuello y anteriores que visualicen las apófisis odontoides (Fig. 56).

La monta gemela con estabilización de cabeza-tronco puede disminuir riesgo de lesiones y no debe faltar el uso de casco, puede existir síndrome de Down y daño neurológico central, pero ante los datos de lesión de vía piramidal se deberán de realizar estudios.

Por los signos que presenta el niño con trisomía 21 es el candidato ideal para el manejo integral con la equinoterapia y pueden pasar de hipoterapia, monta terapéutica y deportiva con una adecuada integración social (Fig. 56).

Fig. 56. Características anatómicas del atlas y el axis, algunos rasgos fenotípicos del síndrome de Down.

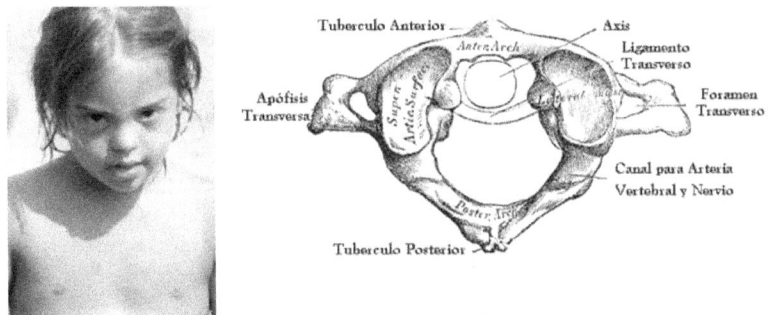

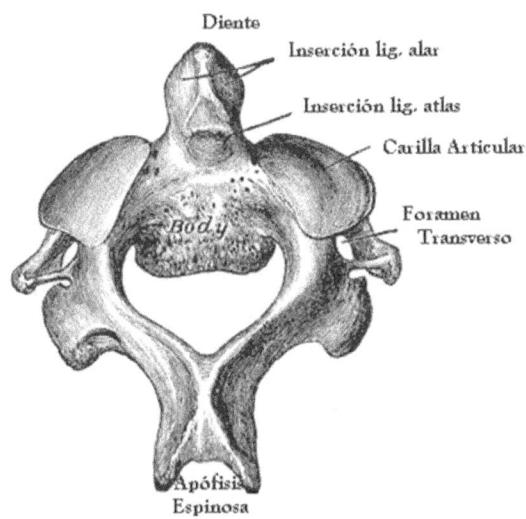

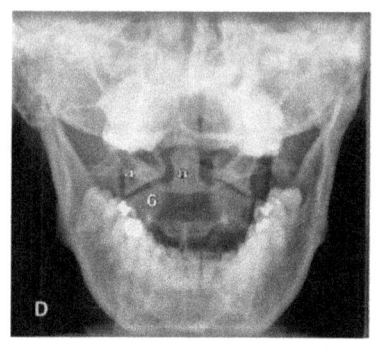

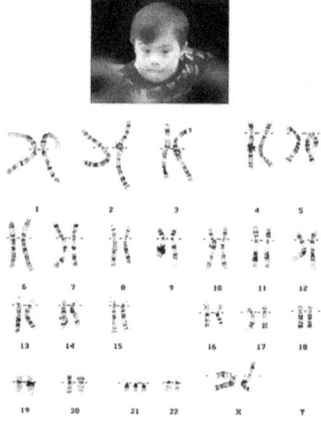

Osteogénesis imperfecta: (Q78.0)

Es una afección que ocasiona huesos extremadamente frágiles, la osteogénesis u osteogenia imperfecta está presente al nacer. A menudo es causada por un defecto en un gen que produce el colágeno tipo 1, un pilar fundamental del hueso. Son propensos a sufrir fracturas. Las personas tienden a tener una estructura por debajo del promedio (estatura baja). Tienen una contraindicación absoluta y permanente para el manejo de la modalidad de equinoterapia (Fig. 57).

Fig.57. Osteogénesis imperfecta, brazos y piernas arqueadas cifosis y escoliosis.

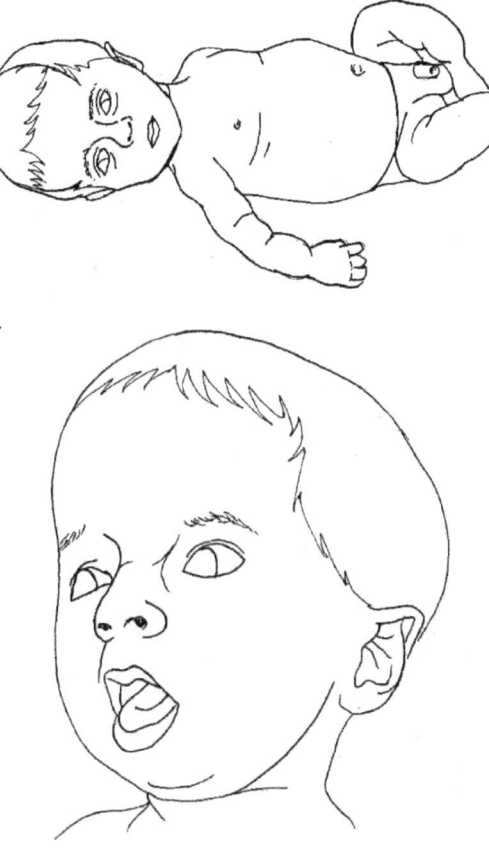

Osteopenia y osteoporosis: (M80 a M85)

Osteopenia: Se refiere a la disminución de mineralización del hueso por perdida de calcio y/o fosforo sin que exista pérdida de las trabéculas o esqueletos del hueso. Estrictamente se define como <1 a <2.5 desviaciones estándar de la densidad ósea de una persona joven. La osteopenia es una indicación de la equinoterapaia por las acciones biomecánicas de la transmisión de impulsos rítmicos y tridimensionales (Fig. 58).

Fig. 58. Datos sugestivos de la disminución de la densidad ósea que se deben confirmar con una densitometría en columna y cadera. B) Osteopenia de acuerdo a la definición. Trabéculas del cuello óseo C) y las fuerzas mecánicas que la estimulan la equinoterapia las favorece con la transmisión de impulsos rítmicos.

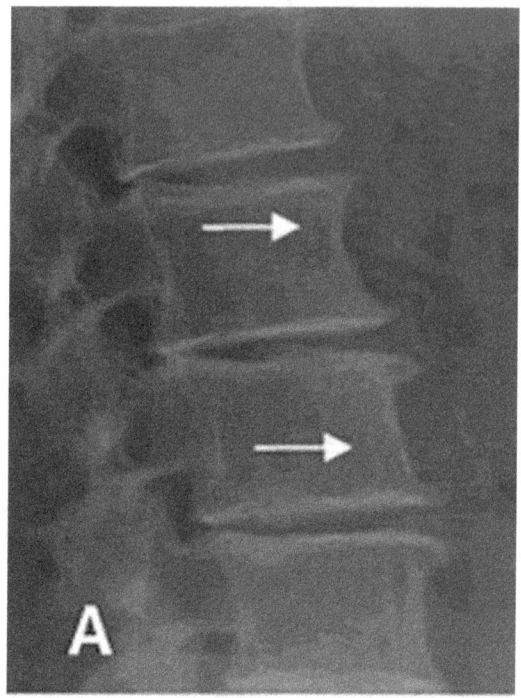

B

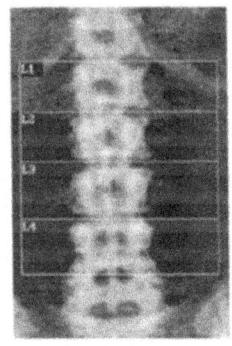

DXA Scan Information:

Scan: 5/23/05 - C05230450Q
Scan Mode: Fast Array
Analysis: 5/23/05 15:57 - Ver 8.26
Operator: JB
Model: Hologic QDR-4500W (S/N 48744)
Comment: estudio

Results Summary:

Total BMD: 0.872 g/cm²
Peak reference: 83%   T score: -1.6
Age matched: 97%   Z score: -0.2

Region	Area [cm²]	BMC [g]	BMD [g/cm²]	T score	%PR	Z score	%AM
L1	10.21	7.42	0.727	-1.8	79%	-0.6	92%
L2	11.12	10.26	0.923	-1.0	90%	0.4	105%
L3	12.68	11.16	0.880	-1.9	81%	-0.4	95%
L4	13.98	13.00	0.930	-1.7	83%	-0.2	97%
Total	47.99	41.85	0.872	-1.6	82%	-0.2	97%

Image not for diagnostic use
Total BMD CV 1.0%

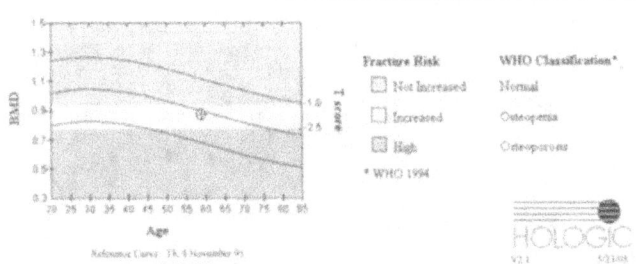

Fracture Risk   **WHO Classification***

☐ Not Increased   Normal

☐ Increased   Osteopenia

☑ High   Osteoporosis

* WHO 1994

Reference Curve: TK 4 November 91
Age and Sex Matched

HOLOGIC
V2.1   5/23/05

C

CARGA

FUERZA MUSCULAR

Línea usual de fractura del cuello del fémur osteopático

Disposición trabecular respuesta a la carga o fuerza de la gravedad para conseguir mayor resistencia en fémur sano

143

Osteoporosis: Es la alteración del metabolismo óseo más frecuente causante de fracturas especialmente de columna vertebral y de cadera. A partir de <2.5 las desviaciones estándar de la densidad ósea de un paciente joven definen a la osteoporosis. Y se llama osteoporosis establecida <2.5 DS +fracturas (Fig. 59) y es una contraindicación absoluta de temporal a permanente.

Fig. 59. a y b) Disminución de la densidad ósea en columna y en cadera, c) densitometría que confirma la osteoporosis.

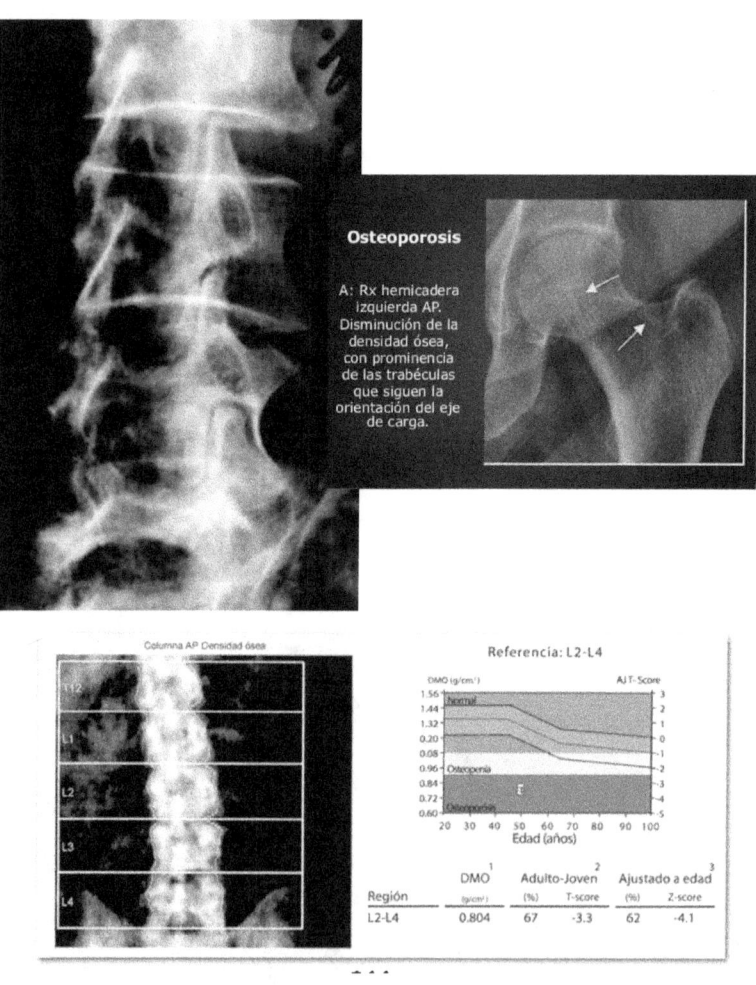

El uso de ortesis y/o aparatos inmovilizadores deben evitarse en la equinoterapia. Es una contraindicación absoluta pero temporal de acuerdo con una evaluación.

Las complicaciones se evitan respetando las indicaciones y contraindicaciones. Cuando existe una indicación adecuada y el planteamiento de un programa terapéutico adecuado los resultados serán los esperados.

En todo tratamiento deben existir objetivos y evaluaciones para establecer un seguimiento adecuado, así como modificaciones al programa terapéutico si son requeridos. **En muchas ocasiones el deseo de ayudar no es suficiente.** En la equinoterapia el trabajo en equipo es la mejor manera de ayudar al paciente. La equinoterapia es una muy buena alternativa terapéutica pero no es la única.

BIBLIOGRAFIA

Apolo Arenas. (2015). Análisis y valoración del control postural mediante indicadores basados en acelerometría. Propuesta y aplicación en Hipoterapia. Extremadura, España: Tesis Doctoral.

Gross Nachert. (2006). EQUINOTERAPIA. La Rehabilitación por medio del caballo. México: Trillas.

Gross Naschert. (2009). EQUITACIÓN Y SALUD. Montar a caballo: actividad recreativa, deportiva y terapéutica. México: Trillas.

B. Paeth. (2014). Experiencias con el Concepto Bobath. Fundamentos, tratamientos y casos. Madrid, España: Editorial Médica Panamericana.

Levitt. (2013). Tratamiento de la parálisis cerebral y del retraso motor. Madrid, España: Editorial Médica Panamericana.

Adler, Beckers, Buck. (2011). La Facilitación Neuromuscular Propioceptiva en la práctica. Guía ilustrada. Madrid, España: Editorial Médica Panamericana.

H. Champney. (2017). Neuroanatomía Clínica Esencial. México: Editorial Medica Panamericana.

Jiménez Treviño. (2019). El Gateo. México: Trillas.

Jiménez Treviño. (2020). Evaluación de los reflejos de maduración del sistema nervioso central. México: Trillas.

Jiménez T. (2020). NEUROFACILITACIÓN. México Trillas.

https://iris.paho.org/bitstream/handle/10665.2/6282/Volume1.pdf Recuperado marzo 2020.

LECTURAS RECOMENDADAS

Galán-López I., Lascares S. (2017). Abordaje integral en el trastorno del neurodesarrollo. México: Rev. Hospt. Juárez.

Garcés-Vieira, M., Suárez-escudero, J., (2014). Neuroplasticidad aspectos bioquímicos y neurofisiológicos Colombia: Rev. CES med.

Gómez-Andrés, D., Pulido I., (2015). Desarrollo neurológico normal del niño. España: Pediatría integral.

Medina, M., Caro I., (2015). Neurodesarrollo infantil: características normales y signos de alarma en el niño menor de cinco años. Perú: Rev. Perú med. Salud Pública.

Pelayo, H., Solovieva, Y., (2014). Efectos de la estimulación del neurodesarrollo en niños con antecedentes de encefalopatía hipóxico-isquémica. México: Pensamiento psicológico.

Cano R., Collado S., (2015). Neurorrehabilitación, métodos específicos de valoración y tratamiento. España: Editorial Médica Panamericana S. A. de C. V.

Levitt, S. (2013). Tratamiento de la parálisis cerebral y el retraso psicomotor. Madrid: Editorial Médica Panamericana S. A. de C. V.

SOBRE EL AUTOR

Carlos Manuel Jiménez Treviño

Es médico cirujano egresado de la Universidad Autónoma de Nuevo León, especialista en Medicina familiar por la misma Universidad y especialista en Medicina de Rehabilitación, con mención honorífica por la Universidad Nacional autónoma de México.

Tiene un posgrado en Rehabilitación Pediátrica por el Instituto Nacional de Pediatría, Secretaría de Salud.

Hizo un Máster en Musicoterapia en el Instituto Superior de Estudios Psicológicos, Universidad VIC, Barcelona, España.

Tiene una Maestría en Gerontología Social por la Universidad Internacional Iberoamericana, México.

Es académico en la Facultad de Medicina de la Universidad Autónoma del Estado de México; coordinador del diplomado de técnicas en Neurofacilitación y director del Centro de Neurofacilitación y Rehabilitación Integral.

Fue presidente de la Sociedad Mexicana de Rehabilitación del Estado de México y académico fundador de la Licenciatura de Terapia Física y Terapia Ocupacional del Centro de Rehabilitación y Educación Especial de Toluca, Estado de México.

Otras obras del Autor:

Neurofacilitación, técnicas de Rehabilitación Neurológica (4ª edición),

El Gateo (2ª edición) y

Evaluación de los Reflejos de Maduración del SNC (2ª edición.)

La presente edición digital estuvo a cargo de:
APPIE HOLDING INTERNATIONAL